LES ACTUALITÉS MÉDICALES

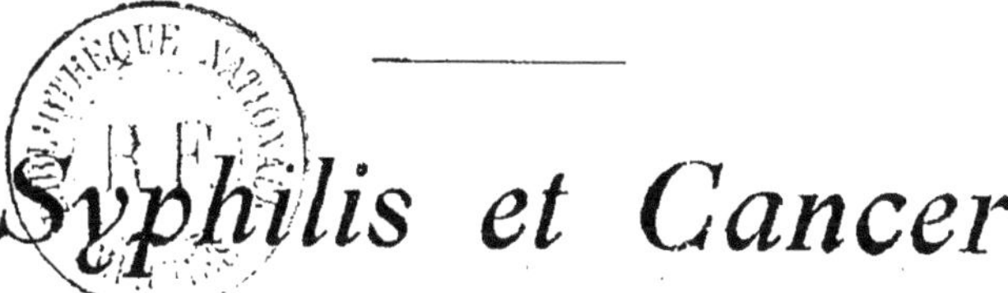

Syphilis et Cancer

Cancer sur Syphilis

ou

Cancer juxtasyphilitique

LES ACTUALITÉS MÉDICALES

Collection de volumes in-16, de 96 pages, cartonnés. Chaque volume : 1 fr. 50

Diagnostic des Maladies de la Moelle, par le Pr GRASSET, 3e *édition*.
Diagnostic des Maladies de l'Encéphale, par le Pr GRASSET, 2e *édition*.
L'Artériosclérose et son traitement, par le Dr GOUGET.
La Cure de déchloruration, par les Drs F. WIDAL et JAVAL.
Le Rein mobile, par le Dr LEGUEU, agrégé à la Faculté de Paris.
Mouches et Choléra, par le Pr CHANTEMESSE et le Dr BOREL.
Moustiques et Fièvre jaune, par le Pr CHANTEMESSE et le Dr BOREL.
Le Diabète, par le Pr LÉPINE. 2 vol.
Le Cytodiagnostic, par le Dr MARCEL LABBÉ, agrégé à la Faculté de Paris.
Le Sang, par le Dr MARCEL LABBÉ, agrégé à la Faculté de Paris.
L'Appendicite, par le Dr Aug. BROCA, agrégé à la Faculté de Paris.
Diagnostic de l'Appendicite, par le Dr AUVRAY, agrégé à la Fac. de Paris.
Les Rayons de Röntgen et le Diagnostic de la Tuberculose, des Affections thoraciques non tuberculeuses, des Maladies internes, par le Dr A. BÉCLÈRE, médecin de l'hôpital Saint-Antoine. 3 vol.
La Radiographie et la Radioscopie cliniques, par le Dr L.-R. REGNIER.
La Mécanothérapie, par le Dr L.-R. REGNIER.
Radiothérapie et Photothérapie, par le Dr L.-R. REGNIER.
Cancer et Tuberculose, par le Dr CLAUDE, médecin des hôpitaux.
La Diphtérie, par les Drs H. BARBIER, médecin des hôpitaux, et G. ULMANN.
Le Traitement de la Syphilis, par le Dr EMERY, 2e *édition*.
Chirurgie des Voies biliaires, par le Dr PAUCHET.
Les Myélites syphilitiques, par le Dr GILLES DE LA TOURETTE.
Le Traitement de l'Épilepsie, par le Dr GILLES DE LA TOURETTE.
La Psychologie du Rêve, par VASCHIDE et PIÉRON.
Les Glycosuries non diabétiques, par le Dr ROQUE.
Les Régénérations d'organes, par le Dr P. CARNOT, agrégé à la Faculté de Paris.
Le Tétanos, par les Drs J. COURMONT et M. DOYON.
Les Albuminuries curables, par le Dr J. TEISSIER, Pr à la Faculté de Lyon.
Thérapeutique oculaire, par le Dr F. TERRIEN.
La Fatigue oculaire, par le Dr DON.
Les Auto-intoxications de la grossesse, par le Dr BOUFFE DE SAINT-BLAISE, accoucheur des hôpitaux de Paris.
Le Rhume des Foins, par le Dr GAREL, médecin des hôpitaux de Lyon.
Le Rhumatisme articulaire aigu en Bactériologie, par les Drs TRIBOULET, médecin des hôpitaux, et COYON.
Le Pneumocoque, par LIPPMANN. Préface de M. DUFLOCQ.
Les Enfants retardataires, par le Dr APERT, médecin des hôpitaux.
La Goutte et son traitement, par le Dr APERT.
Les Oxydations de l'Organisme, par les Drs ENRIQUEZ et SICARD.
Les Maladies du Cuir chevelu, par le Dr GASTOU, 2e *édition*.
Les Dilatations de l'Estomac, par le Dr SOUPAULT, médecin des hôpitaux.
La Démence précoce, par les Drs DENY et ROY.
Les Folies intermittentes, par les Drs DENY et CAMUS.
Chirurgie intestinale d'urgence, par le Dr MOUCHET.
Les Accidents du Travail, par le Dr Georges BROUARDEL, 2e *édition*.
Le Cloisonnement vésical et la Division des urines, par le Dr CATHELIN.
Le Traitement de la Constipation, par le Dr FROUSSARD.
Le Canal vagino-péritonéal, par le Dr P. VILLEMIN, chirurgien des hôpitaux.
La Médication phosphorée, par H. LABBÉ.
La Médication surrénale, par les Drs OPPENHEIM et LŒPER.
Les Médications préventives, par le Dr NATTAN-LARRIER.
La Protection de la Santé publique, par le Dr MOSNY.
L'Odorat et ses Troubles, par le Dr COLLET, agrégé à la Faculté de Lyon.
Traitement chirurgical des Néphrites médicales, par le Dr POUSSON.
Les Rayons N et les Rayons N$_1$, par le Dr BORDIER.
Trachéobronchoscopie et Œsophagoscopie, par le Dr GUISEZ.
Le Traitement de la Surdité, par le Dr CHAVANNE.
Technique de l'Exploration du Tube digestif, par le Dr René GAULTIER.
La Technique histo-bactériologique moderne, par le Dr LEFAS.
L'Obésité et son traitement, par le Dr LE NOIR.
Les Thérapeutiques récentes dans les Maladies Nerveuses, par les Drs LANNOIS et POROT.
L'Ionothérapie électrique, par les Drs DELHERM et LAQUERRIÈRE.
Calculs des Voies Biliaires et Pancréatites, par le Dr GAULTIER.
Les Médications nouvelles en Obstétrique, par le Dr KEIM.

1709-07. — CORBEIL. Imprimerie ÉD. CRÉTÉ.

Syphilis et Cancer

Cancer sur Syphilis

ou

Cancer juxtasyphilitique

PAR

Le Dr René HORAND

Ex-interne des Hôpitaux et de la Clinique de l'Antiquaille
Chef de laboratoire de clinique chirurgicale à la Faculté de médecine de Lyon

Avec 10 figures

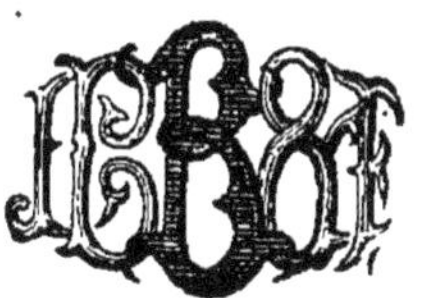

PARIS

LIBRAIRIE J.-B. BAILLIÈRE ET FILS

19, RUE HAUTEFEUILLE, 19

1908

Tous droits réservés.

SYPHILIS ET CANCER

INTRODUCTION

La question des rapports de la syphilis et
du cancer nous a semblé devoir intéresser à
la fois le praticien et un certain nombre des
cinq cent mille Français et des quatre millions
d'Européens (Audry) servis par la malchance.
Elle nous a paru pleine d'attraits par les intéressantes conséquences que peuvent en tirer cliniciens, anatomo-pathologistes, pathogénistes et
psychologues. A. Fournier et H. Hallopeau, par
leurs récents débats à l'Académie de médecine, l'ont
rendue brûlante *d'actualité*. Le temps est loin où
Hunter pensait que deux maladies différentes
ne pouvaient coexister dans la même constitution. Depuis cette époque, grâce aux progrès
de l'anatomie pathologique et de la bactériologie, est née la conception nouvelle des associations microbiennes, des symbioses possibles.

Ce n'est pas une œuvre d'érudition, encore
moins une œuvre complète sur la syphilis et le
cancer, que nous avons la prétention d'offrir à
nos lecteurs; n'ayant qu'un petit nombre de
pages à notre disposition, nous nous bornerons
à résumer les relations qui existent entre les
deux maladies. Nous insisterons sur le rôle
important que joue la syphilis dans l'éclosion

du cancer, ainsi que sur l'utilité qu'il y a pour
le praticien à faire un diagnostic précoce de
cancer chez un syphilitique, et sur l'importance
d'appliquer un traitement énergique aux syphilides rebelles, à la syphilis chez un cancéreux,
enfin au cancer chez un syphilitique. Nous nous
attacherons à être le plus clair possible pour
être compris de tous, même des personnes étran-
gères à la médecine. Heureux si nous avons pu
intéresser nos lecteurs, et appeler, par ces quelques
pages, de nouvelles recherches sur cette question
passionnante.

I. — HISTORIQUE

L'historique de la question de l'influence de la syphilis sur le développement du cancer a suivi trois étapes bien tranchées. Paget, Bouisson (1840), von Esmarch (1850) et Demarquay (1875) firent les premiers pas sur un sentier inexploré et mirent Verneuil et Ozenne (1880-1884) sur la voie de nouvelles recherches, qui se sont précisées de nos jours. *En résumé :*

I. Dans une première période, on niait énergiquement tout rapport entre la syphilis et le cancer (deux diathèses ne pouvant évoluer chez le même individu).

II. Dans une deuxième période, on admit les rapports de la syphilis et du cancer et l'hybridité de Verneuil.

III. Dans une troisième, moderne, on réfute l'idée d'hybridité, de lésion métisse ; avec Audry et Etcheverry, on admet que la syphilis prédispose au cancer et suivant trois modes :

1° Le cancer fait suite à la leucoplasie syphilitique (Audry, Fournier) ;

2° Le cancer se développe sur des lésions syphilitiques en activité, ou cicatrisées ;

3° La syphilis pourrait peut-être agir comme cause générale prédisposante.

Ce sont ces idées que nous avons défendues, avec de nombreuses preuves à l'appui, dans notre thèse (Lyon, 1907), et que nous voulons reprendre ici.

II. — PARALLÈLE ENTRE LA SYPHILIS ET LE CANCER

I. — LA SYPHILIS EST UNE MALADIE CONTAGIEUSE, HÉRÉDITAIRE, PARASITAIRE

I. **La syphilis est une maladie contagieuse.** — Nul ne doute plus que la syphilis ne soit une maladie contagieuse. Ce fait nous paraît évident, de nos jours, et se vérifie par les innombrables observations cliniques de transmission par les rapports sexuels, les contacts avec les vérolés, les accidents arrivés à des malades, par la faute des barbiers, des sages-femmes, des auristes, des oculistes, des chirurgiens mêmes. Aux faits cliniques viennent s'ajouter les expériences de ceux qui ont osé inoculer à leurs semblables le virus syphilitique. Les recherches récentes prouvent que la syphilis est inoculable non seulement à l'espèce humaine, mais encore aux anthropoïdes et aux singes.

II. **La syphilis est héréditaire.** — De nombreux faits cliniques viennent le prouver ; d'ailleurs personne n'oserait le discuter actuellement.

On admet même sans conteste que ce n'est pas le terrain qui se transmet, mais bien le virus lui-même, *véhiculé par le sang*. « Quel est donc le système qui met en communication le chancre, c'est-à-dire la source première du virus, avec l'accident secondaire, où ce virus arrive consécutivement, quel est-il, sinon le système vasculaire, le sang?... Comment se transmettrait-il de la mère à l'enfant s'il n'avait pour véhicule le sang?... » (Rollet).

III. **La syphilis est parasitaire; qu'est-ce que le virus?** — Non seulement l'exsudat, la lymphe, la sérosité du chancre et des plaques muqueuses, mais aussi le sang des syphilitiques est contagieux. De plus, certaines humeurs ou excreta et les produits des accidents tertiaires [Horand père, Delblanco (de Hambourg), Junguet et Landsteiner (de Vienne), Neisser] paraissent être inoculables à l'homme et aux anthropoïdes et reproduire le cycle évolutif de la syphilis. Le sang nous a paru contagieux, aux récits de l'épidémie du barbier de Brunn (qui créa une épidémie de syphilis, pour avoir posé des ventouses scarifiées qui avaient servi à un syphilitique). Cette idée, nous l'avons puisée dans les publications de Walace (1835), Waller, Rinecker, Viennois, Lindwurm, l'anonyme du Palatinat, Gibert, Lecoq, Pellizari, Hoffmann et les observations merveilleuses de Diday, de Rollet, de Fournier, dans les conversations si intéressantes de notre regretté maître le professeur Gailleton, de Horand père, et de nombreux syphiligraphes de renom. C'est avec cette conviction que nous avons entrepris, dès 1902, de rechercher ce qu'était le fameux virus d'alors, et s'il n'y avait pas dans le sang des syphilitiques des parasites encore inconnus. Ceci pour nous ne faisait pas de doute, l'agent pathogène de la syphilis devait être un *élément figuré*, il devait être possible, avec une nouvelle technique, *des réactifs appropriés*, de le mettre en évidence. Nous avons pris le sang pour rechercher ce parasite, parce que le sang est un milieu généralement aseptique et qu'il est contagieux chez les syphilitiques, très longtemps, peut-être même à la période tertiaire.

Nous savions que le virus syphilitique était disséminé dans le sang, et qu'il faut pour le trouver pratiquer de nombreux examens, « avec une *assez grande quantité de sang*, choisir de préférence le sang qui entoure une lésion syphilitique, c'est-à-dire en un point où il se fait une *sorte d'accumulation* du principe contagieux. Le virus habite *certains globules* ou d'autres éléments partiels du sang » (Rollet).

Depuis notre première communication à la *Société de médecine* (séance du 8 *février* 1904), malgré les arguments serrés et intimidants des défenseurs du virus et de l'impossibilité théorique de l'existence d'un agent figuré, nous avons continué à rechercher ce parasite et sa forme la plus typique, flagellée, parce que de l'avis de M. le médecin-major Billet, alors à Constantine (20 avril 1904), — et que nous sommes heureux de remercier ici publiquement pour les sages conseils, les encouragements et les belles préparations de paludisme qu'il a bien voulu nous adresser, avec son obligeance bien connue, — de son avis, disons-nous, « la phase animée d'anguillules ou de flagellés semble indéniable et toutes les objections, qu'on ne manquera pas de nous faire, se heurteront contre ce stade ». Tous les arguments qu'on pouvait invoquer contre notre découverte de 1904 devaient tomber et tomberont un à un, devant ce seul fait que nous avons vu des flagellés mobiles et vivants dans le sang circulant. Cette simple constatation nous autorisait à penser que ce parasite devait être l'agent pathogène de la syphilis. C'était un protiste vivant dans le sang d'où le nom d'*hémoprotiste* qu'il méritait.

Le regretté Schaudinn a trouvé en 1905, dans la lymphe et la sérosité du chancre et des plaques muqueuses, une des formes les plus typiques du protozoaire de la syphilis. Il l'a d'abord décrite sous le nom de *spirochète pâle*, puis quelques mois plus tard de *tréponème pâle*. Malheureusement, cet illustre savant est mort trop tôt, après sa belle découverte, sans avoir eu le temps de rechercher et de reconstruire le cycle évolutif qu'un tel parasite doit effectuer, comme tout protozoaire (de l'avis de Schaudinn lui-même). Nous avons été le premier à le dire à la *Société de médecine de Lyon* (22 mai 1905). Vuillemin (de Nancy) l'a expliqué à l'*Académie des sciences*, le 5 juin 1905.

Nombreuses ont été les communications venant contrôler la découverte de Schaudinn, et l'on vit se produire un fait unique dans les annales scientifiques ; jamais pour aucune autre découverte microbiologique on n'avait vu éclater un engouement pareil et les savants rivaliser à l'envi, à qui apporterait une preuve de plus en faveur de l'hypothèse modeste de Schaudinn. Voici, d'après Schaudinn lui-même et les travaux les plus importants parus en France et à l'étranger, ce que nous savons actuellement de cette forme du parasite de la syphilis.

TRÉPONÈME PALE DE SCHAUDINN.

1° **Aspect général, caractères, morphologie.** — *Aspect général.* — Vivant, le tréponème est faiblement réfringent et difficile à étudier dans sa structure ; aussi l'a-t-on surtout examiné après coloration. Vu avec un objectif à immersion et un oculaire faible, le tréponème pâle apparaît sous l'aspect d'un filament très fin, assez long, d'une largeur à peu près uniforme sur toute sa longueur ; rectiligne ou légèrement incurvé en arc, ou en S italique ; aux extrémités effilées ou mieux terminées par un cil. Vu à un fort grossissement, on peut apprécier sa longueur et sa largeur.

Les tréponèmes ont 4 μ à 16 μ de long avec une moyenne de 7 μ, le diamètre d'un globule rouge. La largeur varie peu, de 1/4 de μ à 1/2 μ. Ils sont plus ou moins épais et trapus. Ces filaments sont cylindriques, leur coupe perpendiculaire à leur axe représente un cercle.

Caractères, formes. — Ils sont spiralés ; ils ressemblent à des tire-bouchons (Schaudinn et Hoffmann) ou à des solénoïdes, comme nous l'avons fait remarquer dans notre communication du 4 juin 1905. Thibierge les compare à des serpentins à spires étroites et serrées.

Morphologie. — Le nombre des spires est éminemment variable (Badin). Ces spires sont plus ou moins nombreuses, de 2 à 26 (Thibierge) ; plus ou moins serrées, assez régulières et profondes, elles n'ont pas toutes les mêmes dimensions. C'est, si l'on veut, une scie aux dents inégales, ce qui donne à l'ensemble de ce parasite, surtout si on le voit vivant, un aspect « plus ou moins onduleux », comme nous l'avons dit dès 1904. Quelques éléments sont partiellement rectilignes ou à peine ondulés, sur une plus ou moins grande étendue de leur longueur. Plusieurs auteurs ont pu observer qu'il existe, à côté de la forme régulièrement spiralée, des éléments dont la morphologie est un peu différente. Bosc, Doutrelepont, Benda en ont signalé. Jacquet et Sézary ont insisté sur ces formes atypiques. Ritter dit qu'il a remarqué dans deux cas de syphilis tertiaire des spirochètes dont une moitié avait conservé des spires régulières et dont l'autre moitié était devenue rectiligne. Ch. Fouquet a fréquemment observé ces différents aspects. Il a pu voir dans une capsule surrénale, provenant d'un enfant qui présentait des lésions tertiaires, de véritables amas ou « zooglées » de spirochètes, rectilignes pour la plupart. Il croit qu'on peut décrire aux spirochètes pâles deux états morphologiques sur lesquels nous reviendrons plus loin : la forme spiralée et la forme rectiligne. *Nous croyons qu'il faut se méfier des associations spirillaires.* Pourtant un certain nombre de vrais tréponèmes sont plus courts et ne comptent que deux à six spires au lieu de dix à douze en moyenne. Thibierge décrit des types différents, des variétés intéressantes et assez communes, à spires moins serrées, à partie moyenne rectiligne, formant une boucle à une des extrémités. Badin admet trois formes de tréponèmes pâles : la forme courte, la forme moyenne, et la forme longue. Les formes typiques du tréponème se trouveraient surtout dans les lésions extrêmement contagieuses, tandis que dans les formes peu virulentes on trouverait des spécimens moins régulièrement spiralés et en moins grande quantité (Badin). Dans les formes longues, deux parasites semblent ajoutés bout à bout. Les spires existent pendant la vie, persistent à l'état de repos (Schaudinn) et après la mort, comme on peut s'en rendre compte en fixant et en tuant les parasites sous le champ microscopique avec les vapeurs d'acide osmique. Sur des préparations colorées, après fixation avec les vapeurs osmiques, les spires paraissent tantôt plus larges au milieu du parasite et plus étroites vers ses extrémités, de telle sorte que celles-ci semblent se continuer insensiblement avec les deux cils vibratiles, qui paraissent n'être que la continuation du parasite très effilé. Tantôt il existe à la partie moyenne ou médiane, ou près d'elle, une ligne droite, sorte de soudure entre deux éléments différents ; tantôt les spires sont plus lâches que de coutume et les spires, plus larges à une des extrémités, vont se rétrécissant jusqu'à l'autre extrémité, qui paraît effilée, comme une vrille. Si l'extrémité, aux spires plus larges, forme une boucle, en s'incurvant sur elle-même, le tréponème peut être comparé à un vrai tire-bouchon (Schaudinn). Certains ressemblent à de vrais spermatozoïdes. Ils ont un renflement à une des extrémités avec une bordure chromatique, comme nous l'avons dit le premier (22 mai 1906). Schuller avait déjà, en 1904, décrit de petits parasites ressemblant à des spermatozoïdes le long des vaisseaux. Peut-être étaient-ils des tréponèmes? Ce renflement a été constaté par de nombreux observateurs. « Nous avons trouvé des spirochètes pâles présentant sur le trajet · et aux extrémités des spires de petits corpuscules plus réfringents que les spires elles-mêmes » (Badin). Bertarelli et Volpino eux aussi ont constaté dans les coupes de plaques muqueuses la présence de spirilles très allongés avec renflements terminaux. Ces petites sphérules réfringentes ressemblent à un tour de spire fermé (Nicolas). *Cette petite sphère est une spore très vraisemblablement.* Les tréponèmes pâles ne semblent pas avoir de noyaux, et les corpuscules vus dans le corps représentent peut-être des spires en voie de formation (Badin).

Krzysztalowicz et Siedlecki croient avoir vu un espace clair qui représenterait un noyau, pauvre en chromatine.

Lowenthal, examinant à l'ultra-microscope les filaments du tréponème pâle, a vu qu'ils se décomposaient en plusieurs individus, placés bout à bout et renfermant un noyau. Benda, Bosc, et Doutrelepont ont trouvé dans certains accidents syphilitiques des spirochètes rectilignes et fragmentés en plusieurs éléments.

Les tréponèmes n'ont pas de blépharoplastes. Ils ne possèdent pas de membrane ondulante, ils se meuvent au moyen d'un cil vibratile qu'ils possèdent à chacune de leurs extrémités (Schaudinn).

Schaudinn a vu quelques-uns de ces flagellés bifurqués en Y.

Les tréponèmes se rencontrent généralement solitaires, ou en amas, comme agglutinés les uns aux autres ou en colonies. Ils peuvent se réunir en amas plus ou moins volumineux et, par leur enchevêtrement, rappeler l'aspect d'un jeu de jonchets (Thibierge).

2° **Propriétés physiologiques et biologiques.** — A l'examen en goutte pendante, avec un éclairage très intense — arc voltaïque, lampe Nernst (avec ou sans prisme sous le microscope), — on trouve qu'à l'état vivant ces filaments, ces tréponèmes pâles sont transparents, hyalins, très faiblement réfringents. Leur forme est assez constante ; leurs courbures, leurs ondulations sont toujours les mêmes, mais ils se disposent quelquefois en anneau, en boucle, ou en huit de chiffre, ils sont alors immobiles ou paraissent avoir des ondulations suivant leur longueur. Ils nous ont semblé se déplacer « avec des mouvements très vifs et ondulants à la façon des spermatozoïdes » (1904). Ce sont de petites vrilles vivantes et flexibles, qui attaquent les corps qu'elles veulent atteindre (globules rouges) comme des béliers ; elles frappent vivement, la pointe en avant, reculent pour s'élancer de nouveau contre leur proie. D'autres progressent par oscillations, soit en ligne droite, soit par translation latérale ; d'autres sont immobiles entre les cellules ou appendus, fixés autour ou à des globules rouges, comme des sangsues (Badin, Bricka ont constaté aussi que les tréponèmes siègent de préférence au voisinage des globules rouges).

Thibierge a vu des mouvements de rotation sur l'axe longitudinal, par progression en avant et en arrière, par flexion du corps dans son ensemble. Beer, Herxheimer et Hubner ont remarqué des mouvements de rotation sur leur axe longitudinal, de flexion et d'inflexion de tout le corps, *comme les trypanosomes*. Tantôt ce sont des mouvements de vrille en tournant sur leur axe longitudinal, d'avance et de recul en ligne droite et sans ramper ; tantôt, ce sont des mouvements ondulatoires ou de flexion et de torsion. Schaudinn et Hoffmann, Rosenberger (1906) ont vu des mouvements oscillatoires chez certains de ces tréponèmes. Ces mouvements ondulatoires, vermiculaires de tout le corps, et cela sans progresser, se verraient à l'état de repos. Nous comparons ces mouvements, sorte de tremblement de tout le corps, de frissonnement, à ceux de ces « chenilles colorées » des feux d'artifices, qui planent dans les airs avant de s'éteindre. C'est l'impression que donnent les tréponèmes, vus vivants, avec un éclairage intense et un bon diaphragme. Ils sont entourés d'une aréole. On a noté qu'au cours des mouvements le corps des tréponèmes peut se raccourcir légèrement et par cela même devenir plus gros, tandis que ses spires ne sont plus aussi serrées et aussi aiguës que précédemment. *Il réfracte alors assez bien la lumière,* et se colore d'une façon assez intense. Les cils ne sont autre chose que les extrémités effilées du corps du spirille pâle. Krzysztalowicz et Siedlecki les considèrent « comme une des phases de l'allongement du corps ».

Les mouvements, pour Beer, se font sans aucune règle lorsque les tréponèmes sont libres dans une humeur; mais s'ils sont fixés à des cellules épithéliales ou à des globules sanguins, on observe seulement des mouvements de rotation plus marqués que de coutume, par lesquels les parasites semblent vouloir pénétrer les éléments cellulaires à la manière d'un tire-bouchon. Les tréponèmes semblent élastiques et rétractiles.

Comment vit le tréponème pâle. — Il est aérobie; c'est pourquoi il se tient près des vaisseaux, près des globules rouges, qui lui apportent l'oxygène. C'est pourquoi il vient respirer à la peau, produire les éruptions, les poussées successives de la syphilis. Il vit probablement aux dépens des albuminoïdes du sérum humain, de la globuline et de l'hémoglobine des globules sanguins.

Sécrète-t-il un virus, des toxines? — Cela est probable, mais difficile à prouver, tant que l'on n'aura pas fait des cultures pures, que l'on n'aura pas isolé ces produits. Théoriquement les bactériacées seules sécrètent des toxines. Il n'agit pas sur la teinture de tournesol.

Comment se reproduit-il? — Nous ne le savons qu'imparfaitement. Schaudinn admettait la multiplication directe, ou segmentation longitudinale. Il admettait aussi des formes involutives diverses : corps ronds ou ovalaires et bâtonnets. Keckzeh a décelé deux fois dans le sang des éléments qu'il considère comme des formes d'involution du parasite.

Ch. Fouquet décrit au spirochète pâle deux états morphologiques, correspondant chacun à un stade différent de son évolution, la forme spiralée et la forme rectiligne. La forme spiralée représente le stade jeune, actif; la forme rectiligne, un stade plus avancé du parasite presque spécial aux lésions tertiaires. Entre les deux, existent de nombreux états intermédiaires sur lesquels ont insisté plusieurs auteurs.

Krzysztalowicz et Siedlecki ont montré le polymorphisme de ce parasite et croient qu'il existe deux cycles évolutifs, un cycle asexué et un cycle sexué.

a. *Cycle asexué* (évolution agame). — Ce cycle se ferait par segmentation directe ou longitudinale (forme en Y de Schaudinn), ou par soudure bout à bout.

b. *Cycle sexué.* — Ce cycle présenterait un stade trypanosome ou :

1° Macrogamète, élément femelle, élément raccourci. Corps fusiforme d'une longueur de 7 μ environ ; une de ses extrémités est terminée en filament assez long et l'autre a une terminaison moins aiguë : *trypanosoma luis*;

2° Des petits individus, ayant l'aspect de *petits serpents*, réfractant assez fortement la lumière : cellules mâles ou microgamètes ;

3° Petits spirilles en croissant ;

4° Kystes ou spores (forme de repos);

5° Corps énigmatiques, corps en croissants aux deux extrémités arrondies, corps ronds (1/6 de globule rouge), fuseaux ou bâtonnets.

Nous croyons que le tréponème fait partie d'un cycle sexué d'un hémoprotiste que nous avions conçu dès 1904, et dont la vraisemblance s'affirme de plus en plus. A côté de ce cycle sexué il existe un cycle asexué. Le cycle asexué est admis par beaucoup de protistologues. La division longitudinale est discutée ; elle a une grosse importance ; si elle était démontrée, ce serait une preuve absolue en faveur de la nature protozoaire du tréponème. Schaudinn l'a admise ; c'est l'aspect en fourche de Krzyszta-lowicz et Siedlecki, en Y de Schaudinn. Nous l'avions représenté schématiquement en 1904 (au-dessus de trois éléments qui représentent des petits trypanosomes, dont nous parlons dans un article sur les corps ronds de Schennan et Winckers). La fragmentation transversale qui se fait par étirement ou étranglement de l'élément primitif est admise par contre par tous les bactériologistes. Beer aurait vu le clivage se faire *in vitro*. Ce sont nos corps en série ; les groupes, les chapelets, les colonnes de Krzysztalowicz et Siedlecki. Le cycle sexué est assez compliqué. Nous croyons que le tréponème passe par plusieurs stades, dont deux sont déjà admis par le plus grand nombre des bactériologistes :

1º Les corps sporulés : spores, sphères qui peuvent s'enkyster, être endoglobulaires et que nous appellerons corps de Schennan et Winckers (fig. 6).

2º Les tréponèmes de Schaudinn, avec ses divers types (fig. 1 à 5) ;

3º Les trypanosomes : troisième forme qui semble déjà devoir être admise et que nous nommerons *trypanosoma luis*, de Krzysztalowicz et Siedlecki.

Leuriaux et Geets (de Bruxelles) prétendent avoir fait des cultures du tréponème pâle en cultivant du liquide céphalo-rachidien de syphilitique à 37º, et en réensemençant du sérum de porc solidifié. Ils en concluent que le tréponème de Schaudinn n'est que l'aspect de la vie d'un protozoaire, qui passerait d'un stade de repos (spore) sphérique, à l'aspect de filaments ondulés, avec ou sans enveloppe protoplasmique. *C'est là notre théorie de* 1904.

3º **Propriétés chimiques et histochimiques.** — Les tréponèmes sont difficilement colorables. Ils apparaissent toujours très pâles, caractère pathognomonique, si l'on emploie le colorant de Giemsa. La fuchsine, le rouge-cerise DN, le *bleu de Nil* le colorent mieux.

On se servira avec avantage de cette technique.

COLORATION DU TRÉPONÈME PALE. — *Procédé de R. Horand.* — 1º Faire des frottis aussi minces que possible, dessécher à l'air.

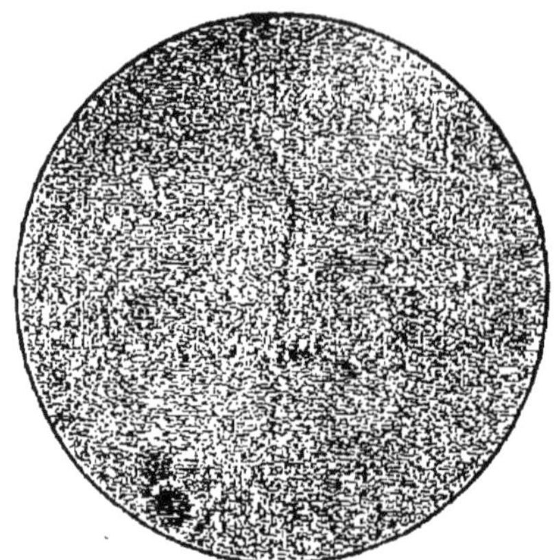

Fig. 1. — *Treponema pallidum*, forme longue et gracile,
avec spore à une des extrémités (1).

Grossissement : 2 200 diamètres. — Coloration rouge-cerise DN.
— Sang syphilitique secondaire.

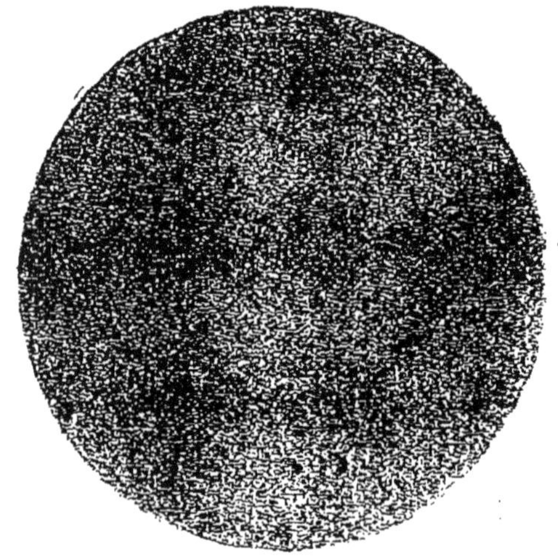

Fig. 2. — *Treponema pallidum*, forme vulgaire ou moyenne;
à droite de la préparation *Spirochæte refringens*.

Grossissement : 2 200 diamètres. — Coloration par la méthode
de Schaudinn au Giemsa. — Plaque muqueuse.

(1) Microphotographies obtenues avec l'appareil de la clinique de M. le professeur Jaboulay, sans aucune retouche.

2º Laver à l'eau distillée (1), pour dissoudre les albuminoïdes.

3º Fixer la préparation dans une solution de sublimé acétique alcoolique à 10 p. 100, pendant dix minutes au moins ;

Fig. 3. — *Treponema pallidum*, forme fine, avec son flagelle à une des extrémités.

Grossissement : 2 200 diamètres.— Coloration rouge-cerise DN. — Chancre primitif.

Fig. 4. — *Treponema pallidum*, forme moyenne vulgaire.

Grossissement : 3 000 diamètres.— Coloration rouge-cerise DN. — Chancre primitif huntérien.

4º Prendre un tube de Borrel, le remplir à moitié d'eau distillée, faire tomber une goutte d'acide acétique gla-

(1) Si l'on veut faire une préparation de sang, on se servira du liquide de Ruge : Formol, 2 centimètres cubes; acide acétique, 5 centimètres cubes ; eau distillée, 100 centimètres cubes.

Fig. 5. — *Treponema pallidum*, forme trapue et forme moyenne
une spore entre les deux. -

Grossissement : 2 400 diamètres. — Coloration rouge-cerise DN.
— Chancre primitif.

Fig. 6. — Spore endoglobulaire, enkystée.
Sang syphilitique. — Coloration bleu de Nil
(cliché de l'*Écho de la médecine et de la chirurgie*).

cial, et XLV gouttes d'une solution de bleu de Nil que voici :

Bleu de Nil *à saturation dans* de l'alcool
   méthylique .... 30 gr.
Glycérine .... 10 —

Remuer la teinture tombée dans le tube de Borrel avec un agitateur en verre; placer alors seulement la lame à colorer dans ce tube de Borrel.

Mettre le couvercle du tube et le placer ainsi fermé au bain-marie, faire bouillir quinze minutes.

5° Laver les frottis sortis de la teinture à l'eau distillée.

Les tréponèmes seront colorés d'un beau bleu foncé et très visibles, plus distincts qu'avec le procédé de Giemsa qui suit. Nous donnons à cette méthode la préférence sur toutes les autres connues jusqu'ici (on n'a pas de précipité).

Au lieu du bleu de Nil, on peut employer du rouge-cerise DN, ou de la fuchsine selon le procédé de Löffler.

Procédé de Giemsa, Schaudinn. — 1° Fixer la préparation à l'alcool absolu quinze minutes, sécher.

2° Placer la préparation dans un tube de Borrel, rempli à moitié et contenant XXXV gouttes de la solution mère de Giemsa (Grubler de Leipzig), plus IV gouttes de la solution de carbonate de potasse à 1 p. 100 filtrée.

3° Laisser une heure environ, temps optimum ; il faut que les noyaux des globules blancs soient colorés en rouge violet. Les tréponèmes sont généralement teintés en rouge pâle, les spirochètes en bleu.

Cette réaction n'est pas très constante (Roux et Metchnikoff, et de nombreux bactériologistes). Schaudinn conseillait de surcolorer (1).

(On peut colorer à chaud avec la solution mère de Giemsa étendue de quelques gouttes de formol.)

Procédé à la pyridine de Levaditi et Manouélian. — Pour la coloration des coupes, nous conseillons la méthode à l'argent pyridique, avec mordançage préalable au tanin, suivant la nouvelle méthode de Levaditi et Manouélian, ou celle de Van Ermengen modifiée par E. Bertarelli, G. Volpino et R. Bovero :

(1) Pour les autres procédés, nous renverrons à la thèse de Popowitch, Paris, 1906, et à celle de Badin, Bordeaux, 1906, etc.

1º Placer des fragments très petits (6 millimètres d'épaisseur) dans du formol à 10 p.100, vingt-quatre heures et plus ;

2º Lavages à l'eau distillée ;

3º Durcissement dans l'alcool à 95º, vingt-quatre à quarante-huit heures ;

4º Lavages à l'eau distillée jusqu'à ce que les fragments tombent au fond du récipient ;

5º Imprégnation dans la solution de nitrate d'argent à 1,5 p. 100, 90 centimètres cubes, plus pyridine pure, 10 centimètres cubes.

Faire agir ce bain réducteur, à l'abri de la lumière, douze heures dans la solution suivante :

A. Acide pyrogallique à 4 p. 100..... 90 c.c. ⎫ 85 c.c.
    Acétone pure................... 15 c.c. ⎭
B. Pyridine pure..................... 15 c.c.

6º Déshydrater par les alcools successifs, xylol, paraffine, et couper très mince ;

7º Colorer au Giemsa, laver, déshydrater, monter au baume.

Les procédés de Zettnow, de Borrel et Cernovodeanu ne nous ont pas permis de découvrir des cils latéraux ou une membrane ondulante au tréponème.

Le tréponème ne prend pas le Gram.

Après coloration, le tréponème pâle est généralement assez facile à distinguer du spirochète refringens. Ce microorganisme est très fréquemment associé au tréponème, si bien qu'on a voulu en faire une forme évolutive. Cependant il en diffère. Il est plus gros, plus large, plus réfringent ; il se colore plus vivement par le Giemsa ; il se colore en bleu, tandis que le tréponème se colore en rose. Ses extrémités sont mousses, ses spires moins nombreuses, plus espacées, moins régulières, c'est un solénoïde très étiré. Dans les bonnes préparations, on peut apercevoir sa membrane ondulante, son noyau. Mais nous devons dire que *certaines formes sont très difficilement distinguées du tréponème*. Il en est malheureusement de même de certaines autres espèces de spirilles, le *dentium* en particulier. Celui de la balanite se colore en rose comme le tréponème, mais il se décolore rapidement, ses spires sont peu nombreuses, et il a des cils et une membrane ondulante.

4° **Vitalité, résistance des tréponèmes.** —
Les tréponèmes semblent des parasites peu résistants, très fragiles; ils sont influencés par une quantité de réactifs déjà connus. Ils peuvent vivre en dehors de l'organisme humain.

Ayant prélevé la nuit et aseptiquement 10 centimètres cubes de sang à un syphilitique non traité et en pleine éruption de roséole, ayant placé ce sang dans 500 grammes de sérum physiologique, l'ayant porté à l'étuve à 37°, nous avons retrouvé, trente-six heures après, des parasites vivants, non altérés. Dans le liquide amniotique impur, nous en avons retrouvé quarante-huit heures après séjour à l'étuve à 20°. Dans le sérum sanguin d'une ponction veineuse aseptique de 15 centimètres cubes de sang, nous en avons vu pendant plusieurs jours de vivants avec leurs mouvements. C'est dans ce sérum que nous avons vu des petites cellules semblant de fins trypanosomes. Beer a vu des parasites vivre trois semaines à la température de 20° à 27° C. en goutte pendante, dans une cellule lutée à la vaseline (pour cet auteur, le liquide nourricier peut être du bouillon, une solution physiologique de chlorure de sodium ou du liquide ascitique). Hoffmann en a montré de vivants trois mois après avoir été mis en goutte pendante. Mais il ne faut pas confondre mobilité et virulence. Les tréponèmes ainsi observés peuvent être mobiles, sans être virulents.

Bertarelli est arrivé à augmenter la virulence des tréponèmes par des passages successifs dans la cornée des lapins et a rendu virulent pour des cobayes des tréponèmes humains qui ne l'étaient pas.

G. Volpino et A. Fontana ont fait macérer un chancre dans du liquide composé de sang, de sérum d'ascite et ont vu les tréponèmes se multiplier en dix à vingt jours. Cette pullulation, très importante, doit être recherchée comme moyen de culture des tréponèmes. Nous avions remarqué avant eux que si l'on fait macérer un chancre syphilitique dans du sérum physiologique, *on trouve de nombreux tréponèmes*, et que si l'on filtre ce liquide sur une bougie Berkfeld on ne trouve aucun microorganisme dans le liquide qui a filtré. Kling Muller et Baermann, Roux et Metchnikoff, d'autre part, ayant vu que le virus syphilitique ne passe pas à travers les bougies Berkfeld, ceci a une certaine importance en faveur de la spécificité du tréponème que l'on ne trouve pas dans le liquide qui a filtré. Cependant il paraîtrait que, si l'on exerce une certaine pression, le virus filtre (Jank, Casagrandi et De Luca).

L'*eau ordinaire* et l'eau distillée semblent tuer les tréponèmes après deux heures (Schaudinn). La *dessiccation* ne tue peut-être pas immédiatement les tréponèmes et sûrement pas leurs spores. Ils sont capables de s'hydrater de nouveau, de retrouver quelques mouvements ; leur reviviscence est possible, et elle explique les inoculations accidentelles, avec des instruments souillés, arrivées aux malades, par la faute des dentistes, des barbiers, etc. Il se peut néanmoins que la dessiccation diminue la virulence de ces parasites ou de leurs spores. On croit généralement à l'extrême fragilité, au peu de vitalité, au peu de résistance à la dessiccation, du virus syphilitique, parce qu'un singe resté indemne après l'inoculation du virus desséché peut devenir syphilitique quand on l'inocule avec du virus frais.

Salmon a recherché l'influence du temps sur la résistance du virus syphilitique par des inoculations au singe (*Macacus sinicos*) ; il a vu que le virus inoculé immédiatement après avoir été prélevé donnait un chancre, apparaissant dix-sept à dix-huit jours après l'inoculation. Le virus inoculé six heures après avoir été prélevé ne donnait aucun accident. La *chaleur* légère (38° à 39°) ne semble pas nuire à la vitalité des tréponèmes, elle les rend même plus actifs. Lorsque la température dépasse 45° C. et atteint 50°, elle tue les parasites. Le virus syphilitique devient inactif lorsqu'on le soumet à une température de 51°, pendant une heure (Roux et Metchnikoff). Le froid, — 4° à — 5° C., est moins actif sur eux, et semble seulement les engourdir. L'*électricité* les paralyse. De fortes décharges obtenues avec une bobine de Ruhmkorff et une batterie de piles au bichromate les tuent.

Les *rayons X* ont peut-être une action sur eux ; nous regrettons de n'avoir pu vérifier un fait que nous avons constaté à la clinique du professeur Gailleton. Notre maître avait soumis à la radiothérapie et à la photothérapie des chancres de la face : ces chancres, sous l'influence de ces méthodes thérapeutiques, s'étaient

rapidement cicatrisés. La *lumière vive*, solaire ou artifi-
cielle (arc voltaïque, lampe Nernst), semble incommoder
les parasites, mais ne les tue pas (Beer). Nous avons
toujours trouvé d'ailleurs, comme Herxheimer et Opifi-
cius, des tréponèmes plus nombreux sur les préparations
prélevées la nuit. Pour le sang, nous avons fait le premier
cette constatation. Les *colorants vitaux* connus (le rouge
neutre) ne les colorent pas *in vitro*, ne les font pas apparaître (Metchnikoff). La *glycérine* immobilise les tréponèmes. Ils perdent leurs spires, leurs mouvements,
deviennent rigides et rectilignes. « La glycérine fait
disparaître la forme tréponème » (Schaudinn). Les
spores seules résistent. Ce qui explique que le virus
syphilitique, mélangé à de la glycérine, même concen-
trée, reste virulent (Roux et Metchnikoff), alors que
Schaudinn a constaté qu'en présence de la glycérine,
les tréponèmes devenaient rigides en cinq à six minutes,
puis fusiformes, ressemblant alors aux *sporozoïtes de la
malaria*, puis disparaissaient vingt-quatre heures après ;
Schaudinn ne retrouvait que des corps ovalaires ou
courts le lendemain.

Les *hypochlorites* de soude, de potasse et de chaux les
tuent rapidement. La *potasse* et la soude caustique les
font rapidement disparaître. Le *savon de potasse* semble
les détruire, mais nous conservons des doutes (nous
croyons avoir trouvé des tréponèmes vivants avec d'autres
microbes dans de la mousse de savon d'un blaireau d'un
syphilitique ayant des accidents de la barbe). Le *formol*
à 40 p. 100 et l'alcool absolu les fixent en les rétractant.
L'*acide picrique*, l'acide chromique, l'arsenic, paraissent
les tuer. Les *vapeurs d'acide osmique* les fixent dans
leur forme sans les rétracter. La *teinture d'iode*
(Badin), l'iodure de potassium ou de sodium, l'atoxyl,
ne les font pas disparaître de suite. Le *chlorate de potasse*
et l'*eau oxygénée*, surtout cette dernière, les font au contraire rapidement disparaître. L'*oxygène* paraît leur
être nécessaire. Si l'on examine du sérum contenant des
tréponèmes sur une chambre humide de Ranvier, on voit
ces derniers se grouper autour des bulles d'air qu'on y
introduit. Cependant, Beer prétend que les tréponèmes,
comme les spirochètes de la bouche (Mülhens), se cultivent suivant la méthode anaérobie. Le *nitrate d'argent*
les tue rapidement. Le nitrate d'argent, étant réduit

par eux, les teint en noir (Levaditi). Il les rend plus visibles
en déposant à leur surface une couche d'argent. Par cet
enrobement au moyen de l'argent, les spires paraissent
plus serrées que dans les préparations colorées au Giemsa
(Thibierge).

Le *calomel* a une action remarquable sur les tréponèmes.
Le premier, nous l'avons fait savoir (1). Nous avons écrit:
« L'action sur eux du mercure et, en particulier, du *calomel*
est une raison qui plaide en faveur de notre hypothèse,
qu'ils doivent jouer un rôle très actif dans les lésions
syphilitiques, si toutefois ils n'en sont pas la cause
même. » Badin a noté l'influence réelle du traitement
mercuriel sur le tréponème pâle et, après plusieurs applications de pommade au calomel sur les chancres, il ne
parvenait plus à déceler ce microorganisme. Le cyanure
de mercure serait moins actif. On connaît les célèbres
expériences de Roux et Metchnikoff, sur le traitement
prophylactique de la syphilis par le calomel, sans qu'il
soit besoin d'y insister ici. Cette action du mercure (de
l'huile grise en particulier) a été mise en lumière par
Levy-Bing, qui a montré qu'après une seule injection
les tréponèmes pâles disparaissent rapidement. Le
sublimé a une action analogue. Le *sérum sanguin* des
syphilitiques serait doué de réaction agglutinante à
l'égard des spirochètes pâles (Zabolotni et Maslakovz).
Ce fait, nouvel argument en faveur de la spécificité du
tréponème, serait facile à vérifier. Pour obtenir des tréponèmes en grand nombre et doués de mouvements,
il suffit d'agir par aspiration sur la surface des chancres
indurés ou des papules syphilitiques au moyen de ventouses. Ces tréponèmes s'agglutineraient après adjonction
de sérosité sanguine syphilitique. Cette agglutination serait
complète en trois ou quatre heures. Levaditi et A. Marie
(de Villejuif) ont recherché l'action du liquide céphalo-
rachidien des paralytiques généraux sur les tréponèmes.
Ils ont confirmé les recherches de Bordet et Gengov, de
Vassermann, Neisser et Bruck, mais ils n'ont pu s'assurer
que les principes découverts sont réellement des anticorps.

5° Habitat. — Les tréponèmes se trouvent
dans les couches profondes des lésions syphi-

(1) *Soc. nat. méd.*, Lyon, 22 mai 1905.

litiques, dans le tissu muqueux, dans les espaces lymphatiques, près des vaisseaux, dans leurs parois, dans leur lumière (1). On peut trouver le tréponème au contact des globules rouges (R. Horand, Badin, Plœger, Kille et Vockeroot). Son abondance est très variable dans le liquide que l'on prélève pour les examens, elle varie d'un point à un autre de la même lésion (Thibierge). Sa recherche est quelquefois très pénible, demande une patience à toute épreuve. Dans certains accidents syphilitiques non douteux, voire des chancres, suivis de tous les symptômes classiques de la syphilis, il a été impossible de le mettre en évidence même sur des coupes bien colorées. Pourquoi?...

Dans la syphilis acquise. — On l'a trouvé *dans l'accident primitif.* Au centre du chancre induré se trouve une zone limitée qui constitue le véritable foyer de l'infection ; les coupes sériées mettent en évidence de très nombreux tréponèmes qui fourmillent au niveau de la couche papillaire. On trouve également ces parasites très nombreux dans les lymphatiques et les vaisseaux sanguins avoisinants et dans la couche conjonctive hypertrophiée du derme. Nous avons rencontré le tréponème 90 fois sur 99 cas examinés très attentivement, depuis le premier cas présenté (2). On a retrouvé le parasite : *dans les ganglions lymphatiques,* même ceux d'une femme immunisée suivant la loi de Colles, dans la roséole,

---

(1) Ceci explique les cas de syphilis sans chancre : les cas où, l'excision pratiquée dans les premières heures et avec tous les soins, toute l'énergie désirables, l'infection n'en a pas moins suivi son cours (Mauriac, Leloir, Lemoine, etc.).

(2) *Soc. méd. Hôp. Lyon,* 6 juin 1906·

dans les papules, condylomes, plaques muqueuses, dans les phlyctènes des vésicatoires, dans les pustules et les nodules du cuir chevelu.

Nous avons été le premier à voir des tréponèmes dans le sang. Schaudinn, Guido-Négrio, Raubitschek, Naeggerath, R. Stohelin, Bandi et Simonelli, Richard et Hunt, Nattan-Larier et Bergeron, Petit et Minet, Ribadeau-Dumas et Poisot, etc., ont publié des résultats positifs. La difficulté est grande. Il ne faut pas oublier que le sang des syphilitiques (Finger) n'est pas virulent lorsque la syphilis secondaire est à l'état de repos, latente, et ne se manifeste par aucun accident. Il faut une grande quantité de sang pour trouver des parasites (Rollet, Hoffmann). Ceci explique peut-être quelques-uns de nos insuccès et ceux de Ravaut et Ponselle, Lesourd et Pagnez, etc.). Nous avons presque toujours trouvé des *spores* ou des tréponèmes dans le sang des syphilitiques secondaires, en pleine éruption, non traités, au moment des céphalées nocturnes, soit en cherchant patiemment sur plusieurs frottis de sang d'un doigt, soit en étalant sur lame le culot de centrifugation de 10 centimètres cubes de sang prélevé par ponction veineuse, au pli du coude. Les tréponèmes sont peu abondants. Ils paraissent être plus nombreux à la partie moyenne du culot de centrifugation. On a encore trouvé des tréponèmes dans la *rate*, dans l'*ostéite spécifique*, dans le *liquide céphalo-rachidien secondaire*, dans les nerfs du prépuce, dans l'urine.

Du pus recueilli chez un syphilitique, au niveau d'une lésion non spécifique, s'il n'était pas mélangé à du sang, tel que du muco-pus blennorragique, du pus d'adénopathie de l'aine, le liquide de pustules vaccinales non hématique, chez les nouveau-nés hérédo-syphilitiques, ne nous a pas montré de tréponèmes. C'est une confirmation des idées, des observations cliniques de Rollet, Schrair, Montain, Bidart, Taupin, Viennois, Horand père, Barthélemy et Balzer.

Dans les accidents tertiaires de la peau, des os, des viscères, de nombreux auteurs n'ont pu en trouver, certains ont publié des cas positifs. Dans l'onyxis tertiaire, nous n'avons jamais pu rencontrer de tréponème, alors que dans l'onyxis secondaire ils pullulent (R. Horand). Il résulte de tout ceci que les accidents tertiaires semblent être très pauvres en tréponèmes, mais *il faut tenir compte de l'âge de la syphilis*, et il y a des accidents tertiaires chez des syphilitiques secondaires. Voilà pourquoi certains auteurs ont trouvé des parasites là où d'autres ont eu des résultats négatifs. Voilà pourquoi des accidents tertiaires où l'on ne trouve pas des tréponèmes sont contagieux, inoculables au singe.

Dans la syphilis expérimentale. — On ne trouve pas toujours des tréponèmes dans la syphilis expérimentale, chez le singe, et cependant leurs viscères peuvent donner la syphilis (Neisser). Dans la majorité des cas, on a retrouvé des tréponèmes analogues à ceux des produits inoculés. Hoffmann en a même trouvés *dans le sang* d'un singe, inoculé par lui avec du sang humain. Bertarelli, Greef et Clausen, Scherber ont vu de nombreux tréponèmes dans les yeux des lapins inoculés par eux.

Dans la syphilis héréditaire. — Presque

tous les tissus ont montré une teneur assez considérable en tréponèmes, mais à côté des cas où l'abondance était extrême, dans d'autres, il a été impossible aux plus habiles d'en déceler un seul — encore un fait inexpliqué ! Les sécrétions et les excrétions des nouveau-nés hérédo-syphilitiques doivent être considérées comme infectantes. Le sang peut contenir des parasites (Levaditi, Babes, Pauca, P. Ravaut et Ponselle, Buschke et Fischer, Keckzeh, Schlimpert, Bab Haris, Hoffmann, Ribadeau-Dumas et Poisot, etc.).

Chose curieuse, les premiers qui aient signalé des tréponèmes dans le sang syphilitique sont Buschke et Fischer ; ils les ont trouvés pendant la vie d'un enfant syphilitique héréditaire ; c'est précisément chez un enfant syphilitique héréditaire que nous avons vu la première fois (1902), dans le sang circulant, la forme flagellée du parasite de la syphilis, point de départ de nos recherches sur les sporozoaires de la syphilis. Ceci prouve bien qu'il y a une analogie entre le parasite découvert par nous en 1902 et celui trouvé par Schaudinn en 1905. On ne trouve des parasites dans le sang qu'à certains moments, peut-être parce que le sang est un milieu de transport et non un milieu de culture (Levaditi). La présence de tréponèmes dans un organe peut simplifier singulièrement le diagnostic de syphilis héréditaire.

Que deviennent les tréponèmes après la mort de l'homme syphilitique ? — Sur un cadavre d'enfant syphilitique héréditaire, avec pemphigus des pieds, nous avons trouvé dans le foie des tréponèmes vivants, presque immobiles, engourdis, comme paralysés. Ceci trente-six heures après la mort. W. Taylor, Bergh, Blaschko ont publié des observations d'inoculations accidentelles pendant des autopsies. Des cas de chancre des doigts ont été observés dans ces conditions (Balzer).

Nous connaissons un étudiant en médecine qui se blessa au cours d'une dissection d'un sujet non injecté ; il eut un chancre du doigt, vingt et un jours après ; depuis il a eu des accidents secondaires. Il serait donc intéressant de rechercher ce que deviennent les tréponèmes, agents présumés de la syphilis, après la mort. On a prétendu que la contagiosité du virus syphilitique était éteinte huit heures après la mort !

Où vit le tréponème en dehors de l'organisme humain ? — Il paraît vivre chez les singes de différentes espèces signalés par Roux et Metchnikoff, Krauss et Hoffmann, Salmon, Thibierge et Ravaut, etc. Mais *il doit vivre ailleurs.* Où le premier syphilisé l'a-t-il rencontré ? Car on ne peut admettre que le premier homme ou le premier singe soit né syphilitique ! Il a bien été contagionné par quelqu'un ou quelque chose. Il y a des cas où, sans contact admissible avec un syphilisé ou avec un objet lui ayant appartenu, la syphilis s'est montrée avec ses symptômes caractéristiques. Le tréponème doit vivre quelque part, à l'état saprophyte ou virulent, et on l'y retrouvera un jour, soit chez un animal, un insecte, un entozoaire, soit dans quelque milieu isotonique au sérum sanguin, ou très voisin de lui, riche peut-être en chlorure de sodium. Nous croyons avoir inoculé avec succès des rats et des poissons ; nous demandons que l'on vérifie ces faits. Nous avons trouvé dans la vessie urinaire d'un brochet des spirochètes rectilignes, ou peu flexueux, très fins, très nombreux, qui se coloraient bien au Giemsa et au bleu de Nil. Puisque l'on trouve des spirochètes chez des animaux à sang froid, il se peut fort bien que des tréponèmes puissent les infecter.

D'autres ont inoculé avec succès des chiens, des lapins, des chevaux, des porcs (Horand, Peuch et Cornevin ont eu des résultats négatifs).

6° Phagocytose et sénescence des tréponèmes. — Les tréponèmes peuvent être phagocytés, mais les phagocytes humains semblent avoir une chimiotaxie négative pour eux. Les tréponèmes vieux ou granuleux peuvent être phagocytés. Nous n'avons jamais pu en voir dans les cellules lymphatiques, comme Jakson Clarke, qui a décrit des cellules bourrées de parasites et même des parasites intranucléaires. Les cellules du foie, de la rate, de la moelle des os ont peut-être seules le pouvoir de phagocyter les tréponèmes, tout en sécrétant des anticorps, comme le sang sécrète de l'immobilisine. Cette phagocytose doit être placée à côté de la plasmolyse.

Il faut admettre, avec Hallopeau, que le tréponème, pendant ses périodes d'activité, sécrète des toxines, et conclure à des altérations concomitantes dans les fonctions et surtout dans la structure du tréponème. La majorité des tréponèmes disparaissent à la longue d'eux-mêmes par *sénescence* ou *dégénérescence* granuleuse, comme cela se passe chez les métazoaires et les protozoaires.

Comme tous les protozoaires vivant chez un hôte
suffisamment fort pour leur résister et ne pas succomber
empoisonné par le virus qu'ils sécrètent ou les dégâts
qu'ils ont causés, ces tréponèmes pâles meurent, après
avoir perdu leur virulence dans un milieu trop vieux,
imprégné de leur virus, d'alexine, lorsqu'ils ont échappé
à l'immobilisine, aux anticorps sécrétés par l'organisme
humain. La sécrétion cellulaire des protozoaires rend
compte des causes qui amènent ce phénomène de
sénescence et de la mort qui peut en résulter, comme
Gustave Loisel l'a expliqué. Ils s'imprègnent peu à peu
de leurs propres toxines et il arrive un moment où les
derniers individus formés n'ont plus assez de protoplasma
disponible pour assurer toutes les fonctions vitales et
en particulier l'assimilation. C'est à ce moment
qu'apparaît la sénescence. S'il n'y a pas changement de
chimisme ou de milieu, ils meurent. Les tréponèmes pâles
sont assujettis à cette loi de la biologie générale. Le
milieu syphilitique tertiaire qu'ils ont créé leur devient
défavorable ; ils ne peuvent s'y multiplier ; ils sont
impropres à reproduire de nouveaux germes ; leur
déchéance est progressive, la sporulation en est l'effet.
Ils disparaissent en tant que tréponèmes, et n'existent
plus que comme spores. Ces spores elles-mêmes, bientôt
usées, sont, comme celles des vieilles cultures, inaptes
à reproduire des êtres virulents.

C'est ce qui nous explique pourquoi la syphilis
abandonnée à elle-même, comme l'avait fait
Diday, traitée uniquement par l'hygiène, « s'at-
ténue », s'éteint quelquefois d'elle-même, peu
à peu, et passe fatalement au tertiarisme. Voilà
pourquoi, si le milieu ou le chimisme de l'hôte
vient à changer, on peut avoir une poussée
de syphilis cinquante-quatre ans après le chancre
(Bonnet), des plaques muqueuses, au bout de six,
sept, huit et neuf ans (Fournier) et même dix,
quinze (Horand), dix-sept, dix-huit ans (Feulard).
Voilà pourquoi les gommes contenant de rares
parasites, de vieux parasites, granuleux, atteints

de sénescence ou n'en contenant plus du tout, sont peu ou pas contagieuses. Ces idées, qui seront vérifiées bientôt, nous l'espérons du moins, devraient orienter quelques-uns des milliers de chercheurs que passionne aujourd'hui cette question de la syphilis, et ceci les conduirait *à trouver un vaccin antisyphilitique* et non pas un sérum.

Constantin Paul prétendait qu'un père atteint de syphilis tertiaire transmettait à ses fils une immunité légère ; ses fils peuvent prendre la vérole, cette vérole sera atténuée. Nous en connaissons des exemples. Gemy disait que la syphilis traitée transmettait une syphilis atténuée. Rollet pensait que l'organisme syphilisé, semblable à un milieu de culture, s'épuisait et devenait inapte à la pullulation du virus syphilitique, comme un terrain s'épuise par des cultures répétées d'un même germe. L'immunité pour lui n'était pas indéfinie et avait son maximum avant que l'organisme ait eu le temps de se renouveler. Il admettait implicitement la récidive de la syphilis. Virchow, avec sa théorie cellulaire, était arrivé aux mêmes conclusions. La syphilis procède par poussées successives, et il arrive un moment où l'activité des cellules vieilles et usées s'épuise, s'éteint, et la maladie disparaît.

7° **Nature et rôle pathogène du tréponème.** — On a déjà beaucoup discuté sur la nature de ce parasite et on discutera probablement fort longtemps encore sur lui et sur son rôle pathogène.

On a tout d'abord été fort embarrassé pour lui donner un nom. Schaudinn lui-même crut, en premier lieu, que c'était un spirochète. M. P. Vuillemin le classa parmi les trypanosomes, genre *Spironema*. Le professeur Blanchard le rangea parmi les *Trypanosomiæ* genre *Treponema* et lui accorda le nom de *Treponema pallidum* que Schaudinn lui donna (1905). R.-C. Rosenberger, Bosc considèrent le tréponème comme un protozoaire (1906). Il y a grand'chance pour que ce soit un protozoaire : *toutefois nous n'en avons pas la preuve absolue.* Pour cela, il faudrait faire des cultures, les inoculer, reproduire la maladie avec ses germes, et voir constamment se reformer, pour ainsi dire *in vitro*, le cycle évolutif du protozoaire et la syphilis. Il faudrait que les inoculations aux animaux soient plus faciles. Jusque-là les zoologistes qui clament l'identité possible du tréponème pâle avec les spirilles ont le droit de soutenir leur opinion, s'appuyant sur l'absence de membrane ondulante, la division transversale, l'existence de cils aux extrémités, qui caractérisent les schizomycètes, et les rapprochent des bactériacées. Les tubes, les bâtonnets, les spores décrits par certains auteurs plaident dans ce sens ; mais jusqu'ici on n'a pas pu trouver les cils latéraux décrits et photographiés par Borrel sur les spirilles de la poule ou sur les spirochètes d'Obermeier par Zetnow.

Query, Leuriaux et Geets pensent que le spirille de Schaudinn est une des formes d'involution du véritable agent pathogène qui se présente sous forme d'un bâtonnet, analogue aux bacilles de la lèpre et de la tuberculose, et qui se reproduit par sporulation.

Certains parasites végétaux ont de petites vrilles dans leur cycle évolutif, à spires très serrées et très nombreuses, qui ressemblent au tréponème pâle.

Nous admettons encore qu'il s'agit d'un proto-zoaire. Nous l'avons vu, dans le sang des syphilitiques secondaires, animé de mouvements, sous sa forme tréponème, comme d'autres auteurs depuis Schaudinn ; mais il est certain qu'on ne trouve pas toujours dans le sang le parasite des tissus syphilitiques, sous cette unique forme. Les corps sporulés (R. Horand), les spores (Krzysztalowicz et Siedlecki), les sphères (Zabolotny), les sphérules (Nicolas) ne sont pas des artifices de préparation. Ces corps réfringents sont trop caractéristiques pour être confondus avec des précipités colorants, des granulations albuminoïdes ou graisseuses. Pourquoi donc ne les retrouve-t-on que chez les syphilitiques ? Pourquoi sont-ils animés de mouvements? Pourquoi sont-ils souvent accolés au tréponème ou inclus dans les globules rouges (fig. 8) ou les cellules lymphatiques, et les voit-on se déplacer dans le milieu sanguin ou dans le liquide des cultures? Le sang les transporte tout au moins, s'ils ne cultivent pas dans ce milieu. Si ces corps ne sont pas des formes évolutives des tréponèmes, ils vivent en symbiose harmonique avec eux et leur action pathogène doit être cherchée. Il est fort probable qu'il y a, pour le parasite de la syphilis, comme pour le spirochète Ziemanni (Schaudinn), des formes évolutives diverses, des stades d'enkystement, des stades intraglobulaires ou un cycle analogue, quoique encore non absolument démontré. C'est là ce que nous avons le premier admis et écrit (1904-1905-1906-1907), partisan des doctrines de Schaudinn. Schaudinn, Vuillemin ont admis cette hypothèse « dont la confirmation sera faite le jour où sera découvert l'hématozoaire dont le spirochète pâle représente un stade de transformation » (Badin). Ce n'est qu'une forme évolutive d'un autre microorganisme, véritable agent pathogène de la syphilis (Popovitch). C'est également l'avis de Vuillemin : « Les affinités du spirochète pâle doivent être cherchées du côté des protozoaires, vraisemblablement voisins de l'agent de la dourine ; il offre un hétéromorphisme et une évolution complexe qui, en le rapprochant des flagellates ou mieux des sporozoaires, l'éloigne des spirilles, des bactéries et surtout des algues. »

Keckzeh déclare avoir décelé deux fois, dans le sang syphilitique, des éléments qu'il considère comme des formes évolutives du parasite de Schaudinn. Krzysztalowicz ét Siedlecki, en étudiant la structure et le cycle évolutif du tréponème pâle, ont montré le polymorphisme de ce parasite, son passage par le stade trypanosome à un certain moment, et surtout l'existence chez lui d'un cycle évolutif sexué. Alex Maclennan a représenté (1) des formes évolutives nombreuses du tréponème pâle (des formes endoglobulaires), des *small bodies*, corps sporulés, des flagellés plus ou moins ondulés, des tréponèmes typiques avec une spore à une des extrémités, un tréponème pénétrant une *cellule amœboïde* ou spore, semblable au cytorrhyctes luis de Siegel).

C'est là bien des ressemblances avec certaines formes de notre hémoprotiste de 1904 (flagelles, corps sporulés, spores ou sphères, cellules amœboïdes). Tout ceci montre combien nous avons

(1) MACLENNAN, On the spirochœta pallida and its variations (*British med.*, 1906, page 1091 (fig. III *a* ; fig. III *b* ; fig. IV *a*.

Fig. 7. — Spirille (?).

Grossissement : 2 400 diamètres. — Coloration rouge-cerise DN.
— Stomatite ulcéro-membraneuse chez un albuminurique non
syphilitique.

Fig. 8. — Spirille. Élément fusiforme à gauche de la préparation.

Grossissement : 2 400 diamètres. — Coloration rouge-cerise DN.
— Angine ulcéro-membraneuse.

approché de la vérité, et nous sommes heureux d'avoir pu débrouiller dans le chaos qui régnait alors, avec les faibles ressources dont nous disposions, l'enchaînement vraisemblable des diverses formes évolutives de ce parasite des tissus syphilitiques. *Nous avons reconnu que celui-ci était un protozoaire.* Ce protozoaire était bien un hôte du milieu sanguin, puisqu'on a trouvé le tréponème de Schaudinn dans le sang contagieux. Buschke et Fischer l'ont vu dans le sang d'un hérédo-syphilitique, pendant la vie. Nous avions fait mieux qu'eux, dès 1902, puisque nous l'avions vu vivant. Le tréponème se trouvait bien « au niveau du chancre induré, dans les ganglions, dans les coupes de placentas syphilitiques, dans le foie et la moelle des os de mort-nés syphilitiques, dans la sérosité des plaques muqueuses, au niveau des macules et des papules syphilitiques ».

Cette satisfaction morale compense largement les longues heures passées sur le microscope, qu'a nécessitées notre petite découverte, *si tant est que le tréponème est bien l'agent pathogène de la syphilis, et non « un saprophyte banal »* (Buschke et Fischer, Siegel, etc.).

Launois et Laederich ont trouvé dans une angine ulcéro-membraneuse, à côté des bacilles fusiformes, des spirilles de Vincent, des spirochètes pâles.

Nous avons fait la même constatation dans une stomatite ulcéro-membraneuse et dans une angine de Vincent. Pour Zabolotny le rôle des spirochètes n'est pas très important ; pour lui, les *formes sphériques* sont inexpliquées et jouent un très grand rôle.

Bertarelli et Volpino ont rencontré le tréponème pâle dans les crachats ordinaires et sur la peau des singes normaux. Les vétérinaires ont signalé depuis longtemps la présence très fréquente des spirochètes chez certains animaux (chien, cheval) ; ils en ont vu souvent dans les yeux des chevaux (L. Dor). Krienitz a trouvé le liquide gastrique, d'un malade atteint de néoplasme de l'estomac, riche en spirochètes. Pendant six semaines, il les observa vivants. Il a noté des variations considérables de morphologie de jour en jour et a été obligé de conclure que les caractères (nombre de spires, épaisseur, membrane ondulante, etc.) par lesquels on différencie actuellement le pallida de ses congénères sont de valeur relative. Il est à souhaiter que des propriétés mieux définies les viennent remplacer. [Les spirilles du pian sont indistincts du tréponème (De Beurmann et Gougerot).] Th. Saling, Thesing critiquent le rôle étiologique du tréponème pâle. Ils croient qu'il est impossible de le distinguer des autres spirochètes. Ayant montré à la Société de médecine berlinoise des préparations de spirochètes dentium pour du pallida et réciproquement, Saling s'étonna à juste titre qu'aucun de ses collègues, qui prétendaient si bien connaître la question, ne s'en soit aperçu. Pour lui, le tréponème pâle n'est pas autre chose qu'une forme d'involution d'un saprophyte banal, *Spirochæte buccalis*. On peut d'ailleurs obtenir des formes toutes pareilles en transportant des spirilles sur un milieu qui ne leur convient pas. Il rappelle qu'il y a plus de vingt ans, Escherich a constaté la présence de bactéries et de spirilles dans le sang d'enfants malades. Il ne croit pas aux « spirochètes à l'argent ». Il montra des préparations de peau de fœtus de cochon soumis à une macération extrême, pullulant de tréponèmes : les tréponèmes à l'argent qu'on y voit ne prennent pas plus le Giemsa que ceux que l'on trouve dans les viscères humains. Orth, Friedenthal croient que l'on a pris des fibres nerveuses typiques pour des tréponèmes. Schulze est d'un avis analogue. Huebschmann, n'ayant jamais vu de tréponèmes dans les cellules épithéliales, penche pour une pénétration organique et cadavérique du tréponème. Janke a fait une objection des plus sérieuses contre le tréponème : il est convaincu que la syphilis est une *protozoose* et que son agent ne peut être une bactérie, comme le tréponème, un vulgaire spirille. On a prétendu que le tréponème restait sur le filtre, comme le virus. Or il est arrivé, avec une pression de quelques atmosphères, à faire passer le virus syphilitique en quantité suffisante pour inoculer un singe. Spitzer (septembre 1906) a osé inoculer 20 hommes avec des chancres syphilitiques, par voie sous-cutanée : 11 seulement présentèrent des symptômes certains de syphilis secondaire, 7 n'en eurent aucun, *malgré la constatation positive de spirochètes dans les chancres inoculés.* Tous ces hommes ont pu, dans des expériences de contrôle, être syphilisés. Blaschko admet qu'un examen négatif n'autorise pas à affirmer que la lésion n'est pas syphilitique, pas plus que l'absence du bacille de Koch ne permet d'éliminer la tuberculose en toute certitude.

Le degré de virulence d'une lésion n'est pas fonction du nombre de tréponèmes (Buschke et Fischer, Thibierge, etc.). Lassar pense que le tréponème, qu'on ne trouve malheureusement pas toujours dans les cas de syphilis, est un élément important de diagnostic, mais il croit que les différentes phases de la syphilis ne pourront s'expliquer que par l'existence de deux formes au moins de microorganismes.

Quoi qu'il en soit, nous conclurons avec R. Reuter que le nombre extraordinaire des cas de syphilis avec tréponèmes nous permet de dire que ce parasite vit dans le corps de l'infecté jusqu'au stade tertiaire; il est l'hôte constant des tissus syphilitiques. Même si l'on venait à prouver que le tréponème n'est pas l'agent de la syphilis, il serait intéressant de rechercher ce qu'est ce parasite, qui se retrouve partout où la syphilis se manifeste.

Max Schüller (1906), dans une communication sur les sporocytes de la syphilis, a trouvé, lui aussi, une évolution du parasite parallèle à celle de la malaria. Dans le cancer, il a fait la même constatation, bien que se passant chez un même hôte et dans l'intérieur des tissus ou mieux des cellules. Ceci pourrait déjà faire penser que la syphilis et le cancer sont peut-être proches parents et que ce sont du moins deux maladies parasitaires. C'est également ce qu'on peut croire à la lecture du mémoire d'Alex Maclennan qui a trouvé dans la syphilis des filaments analogues à ceux découverts et décrits par M. le professeur Jaboulay dans le cancer.

II. — LE CANCER EST UNE MALADIE CONTAGIEUSE, HÉRÉDITAIRE, PARASITAIRE.

Le cancer, comme la syphilis, est une maladie contagieuse, héréditaire, parasitaire. Cette idée est basée sur les faits de contagion de plus en plus nombreux, d'inoculations accidentelles à l'homme, ou expérimentales aux animaux, sur les observations nombreuses d'hérédité cancéreuse, sur des preuves histologiques et bactériologiques données par de nombreux anatomo-pathologistes, et surtout par notre maître M. le professeur Jaboulay.

1° **Le cancer est une maladie contagieuse.** — Les faits de contagion du cancer sont difficiles à prouver, car l'affection est à lente évolution (trois ans d'incubation, dit-on), son inoculation, son début sont inconnus, mais certains faits cliniques viennent nous le démontrer. C'est un malheureux qui est atteint d'épithélioma buccal pour avoir voulu fumer la pipe de son oncle mort de cancer ; c'est un médecin belge qui succombe à un cancer de la langue après avoir reçu dans la bouche un fragment d'épithélioma labial. C'est la sœur d'un malheureux, mort d'un cancer de la langue, qui meurt à son tour d'un cancer du pharynx, triste récompense d'un dévouement admirable, etc. Ce sont les nombreux cas de greffes cancéreuses constatées par plus d'un chirurgien. Ces soi-disant greffes opératoires *sont des inoculations*. Ceci est l'analogue de ce qui se passe pour la tuberculose. Le bistouri du chirurgien qui, au cours d'une résection, blesse les téguments, ne fait pas une greffe, mais une *inoculation*, point de départ d'un tubercule anatomique. Une greffe d'un tissu même embryonnaire, lorsqu'elle détermine une tuméfaction, ce qui n'est pas démontré, est vite résorbée et ne tue pas le porteur par des produits toxiques qu'elle ne saurait sécréter.

Il faut, pour sécréter *ces toxines cancéreuses,*

un parasite. Les expériences d'inoculation à des animaux, de Langenbeck (1839), de Follin et Lebert, de Mayet, etc., montrent qu'il existe un germe transmissible et capable de vivre en dehors de l'organisme humain. Peut-être un jour le cultivera-t-on ; c'est-à-dire peut-être le verra-t-on se multiplier *in vitro*. Les inoculations positives aux animaux démontrent dès à présent la nature contagieuse du virus cancéreux. On l'a inoculé avec succès aux rats (Haaland, Mayet), aux chiens (Langenbeck, Follin et Lebert), aux poissons (Jaboulay et Marcel Cordier).

Où est le virus cancéreux? est-il localisé au niveau du cancer primitif, est-ce de là qu'il va diffuser rapidement dans tout l'organisme? ou bien le cancer est-il une localisation, un accident tardif dû à un virus qui imprègne tout l'organisme, sorte de réaction particulière des tissus à ce virus? Ce sont là des questions bien difficiles à résoudre. Quoi qu'il en soit, le sang des cancéreux devient rapidement virulent. On a cru voir dans le sang des cancéreux, les uns des microbes vulgaires, des parasites amiboïdes, des saccharomycètes, d'autres des cellules cancéreuses (Lœper et Londe). Les cultures de sang cancéreux ne nous ont donné aucun résultat, mais des inoculations de sang (ostéosarcome), en grosses quantités, à des rats, dans la vaginale du testicule, nous ont montré que l'on pouvait ainsi déterminer des tumeurs. Ceci explique les métastases, par embolies veineuses, qui vont former des tumeurs secondaires reproduisant le type de la tumeur primitive. Le virus cancéreux filtre à travers les bougies (expérience de Mayet) ; donc, il faut admettre qu'il y a autre chose qu'une cellule cancéreuse, *un germe,* capable de transmettre le cancer et contenu dans la sérosité des tumeurs. Les maisons à cancer (des Anglais), où l'on voit le nombre des cancéreux augmenter, les habitants mourir un à un du cancer qui les affecte tous ; l'observation de M. Jaboulay ; les cages à cancer de Gaylord, où les souris meurent toutes de cancer tous ces faits plaident en faveur de la nature parasitaire du cancer. Le cancer nous semblait *à priori* totalement différent de la syphilis, nous avons changé d'avis. Ce sont là *deux maladies analogues.*

La syphilis ne nous semblait pas inoculable au porteur. Salarcarme (1905), Queyrat (1906) viennent de nous prouver que l'immunité locale précède l'immunité générale, que l'auto-inoculation du syphilome initial est possible. Horand père a même réussi dès 1884 à inoculer un chancre syphilitique à un malade porteur de gommes syphilitiques typiques. Il n'est pas démontré qu'on ne puisse un jour inoculer au porteur une de ses gommes ; car « il ne faut pas se dissimuler qu'au fond nos divisions de la syphilis en symptômes primitifs, secondaires et tertiaires sont toutes artificielles ; la maladie est une, le virus est un » (Rollet). Si l'on y parvenait, l'analogie avec le cancer serait parfaite. Comme la syphilis, le cancer doit donner l'immunité, et cela semble déjà prouvé par les observations de Schönes, d'Ehrlich sur l'immunité des souris à l'égard du cancer (1907).

Le cancer est auto-inoculable. Cette auto-inoculation est ce que les auteurs actuels appellent une greffe. On pourrait croire que le cancer est une maladie locale, mais en y réfléchissant on est obligé de supposer que, de même que la syphilis, locale d'abord, elle ne tarde pas à devenir une infection générale, beaucoup plus lentement, il est vrai, que la syphilis.

2° **Le cancer est héréditaire.** — Les classiques admettent l'hérédité (Larrey, Weisser, Demarquay, etc.). Les cancéreux ont presque tous des antécédents cancéreux, nous l'avons constaté maintes fois. Binder a publié une observation très suggestive, car elle prouve l'hérédité de la maladie et la contagion : c'est l'histoire d'une femme atteinte d'un cancer de la langue et dont le mari avait un cancer héréditaire de la langue.

3° **Le cancer est de nature parasitaire.** — Le cancer doit être une maladie parasitaire qui se rapproche beaucoup de la syphilis. On trouve souvent, sur les préparations histologiques de cancer, ce que l'on a décrit d'abord sous le nom d'*inclusion*. Ces inclusions ont été interprétées différemment par les auteurs de toutes les nations. Les uns en ont fait des altérations des noyaux des cellules cancéreuses, des karyokinèses irrégulières, des leucocytes ou phagocytes ; les autres les ont regardées comme des parasites : tantôt des microbes, tantôt des levures, tantôt des protozoaires.

La plus récente des théories est celle de M. le professeur Jaboulay, celle qu'il a brillamment défendue dans la *Province médicale* de 1905 à 1908. Le cancer serait dû à des myxosporidies. Il montre qu'il y a plus qu'une analogie entre le cancer et les tumeurs des poissons.... Il semble y avoir des parasites dans la cellule cancéreuse ; nous avons essayé de faire des cultures avec le centre des cancers non ulcérés. Les milieux ordinaires sont restés stériles ; sur charbon, émergeant de l'eau acidulée (acide chromique), un morceau de cancer déposé aseptiquement nous a permis d'assister au développement de spores et de filaments, contenus dans un liquide coulant contre les parois du tube, et analogue au suc cancéreux. Les morceaux de tumeurs cultivées, incluses et coupées, nous ont montré un grand nombre de ces mêmes spores. Notre regretté ami M. Cordier était arrivé, parallèlement à nous, à des résultats semblables sur des bouillons préparés par lui. Bashford et Muray, Woore et Wolker, Winiwarter ont rencontré périodiquement des figures rappelant singulièrement la conjugaison chez certains infusoires ou des phénomènes analogues dans le thalle de certaines plantes (1907).

Gaylord (1907), Lowenthal, Krienitz, Borrel, Hoffmann, Kielameneglou et von Cube, Marcov, Kreisig et nousmême, avons rencontré des spirochètes dans les cancers ulcérés. Ce ne sont pas des tréponèmes de la syphilis. Les différences ont été indiquées par Schaudinn luimême. Les spirochètes du cancer sont très fins, à tours de spire très serrés, ou rectilignes (Borrel), plus petits, plus hélicoïdes que ceux de la syphilis. Ils ont un noyau, un seul flagelle. Ils se colorent bien (Schaudinn). On ne les rencontre que dans les cancers ulcérés. Ce ne sont donc que des parasites d'infection secondaire.

Le cancer est une maladie parasitaire, c'est indubitable. Un microorganisme pathogène travaille aux mouvements morphologiques de l'homme vivant, qui assiste lamentablement et impuissant à la décomposition de son corps. Ce parasite nous paraissait devoir être *a priori* un végétal, et cependant les figures qu'il revêt le rapprocheraient des protozoaires, des myxosporidies (Jaboulay). L'ammoniaque, la potasse, l'acide sulfurique ne l'attaquent pas ! Son protoplasma semble protégé par une couche de cellulose, de chitine, et, parce qu'il est blotti dans les cellules humaines, nous croyons qu'il est aérobie. Le cancer a tendance à s'ulcérer, à venir à l'air, il suit les vaisseaux et recherche l'oxygène. Le parasite du cancer, en contribuant à la destruction du corps, agit par ses toxines, *comme un ferment* (Blumenthal). Il dissocie, il dédouble les matières albuminoïdes en corps nouveaux, de constitution plus simple, tels que les ammoniaques composées, les acides gras volatils, d'odeur infecte, et peut-être en produits gazeux éliminés par le sang. La leucine, la tyrosine, le glycocolle, etc., tous produits fixes que l'on a pu extraire du suc cancéreux, sont des produits de l'activité vitale d'un parasite. Les déchets organiques, les produits de l'activité de ce parasite du cancer (qui est une cellule vivante), vont s'accumuler dans les milieux nutritifs; ils finiront par rendre impossible la vie des cellules dont l'organisme entier n'est qu'une admirable édification. Ils agissent comme une véritable ptomaïne, une diastase, soluble dans l'eau. Elle a une analogie avec certains alcaloïdes végétaux (muscarine des champignons vénéneux). Elle paraît liquéfier les matières albuminoïdes et semble les rendre dialysables pour le parasite du cancer lui-même. Ce poison cancéreux est précipitable en blanc, en partie, par l'alcool absolu. La partie précipitée reste toxique. Il n'est pas modifié par l'acidification. Il est rendu inactif par un chauffage à 65°, par l'exposition prolongée à l'air et à la lumière. Ce poison a été jadis étudié par M. le professeur Jaboulay, plus récemment par MM. Girard Mangin et Henri Roger. Ces auteurs ont trouvé que l'extrait cancéreux était très toxique (en injection veineuse périphérique) pour les lapins, qui meurent de convulsions, comme empoisonnés par l'adrénaline.

M. le professeur Jaboulay avait déjà montré la toxicité violente des cellules cancéreuses. Il avait fait des greffes intrapéritonéales de cancer à des lapins. Il avait remarqué qu'il les rendait ainsi très malades, immobiles, la tête ballante entre les pattes de devant, avec une dyspnée spéciale ; ne mangeant plus, ils maigrissaient rapidement et mouraient généralement dans une attitude particulière. L'eau est indispensable et nécessaire, d'une façon absolue, à la vie du parasite du cancer. Seules les spores résistent au manque d'eau. Ce sont les graines capables de germer, de se revivifier après une dessiccation de plusieurs années. Le parasite du cancer semble se cultiver en milieu acide, il sécrète de l'ammoniaque favorisant le développement des bactéries qui lui succèdent. L'électricité semble lui être néfaste. Si l'on fait passer un courant fourni par dix éléments de Bunsen dans de l'eau tenant en suspension le parasite du cancer, ou un morceau de cancer, celui-ci est tué ; ce cancer n'est plus inoculable. Ainsi se trouvent expliqués par cette simple expérience les résultats empiriques, heureux, obtenus par les courants électriques à haute tension sur le cancer (Keating Hart, Pozzi, etc.).

D'après Bernhard Fischer (1907), l'accroissement exagéré de certaines espèces cellulaires serait provoqué par une substance chimique spéciale, cause de l'anarchie cancéreuse. Sous son influence, les cellules pourraient quitter leurs liaisons physiologiques, se libérer et se multiplier. Cette substance chimique est sécrétée (pour nous) par le parasite du cancer (le *primum movens*); c'est lui qui sécrète et élabore ce poison d'Ehrlich, de G.-H.-A. Clowes, ce stimulant des cellules épithéliales ou des cellules conjonctives. La cellule cancéreuse, cellule hyperexcitée, est une *cellule parasitée* ; entraînée par le courant lymphatique ou sanguin, elle pourra aller coloniser au loin, d'abord au niveau des filtres, des ganglions, où elle se greffera, s'inoculera, proliférera ; de là elle gagnera (elle ou ses filles) d'autres organes où elle donnera des noyaux secondaires. Ainsi s'explique l'identité des deux tumeurs primitive et secondaire, ébauche d'un organe normal. Ainsi s'expliquent les greffes, les inoculations opératoires. Ainsi s'expliquent les cas de tumeurs inoculables à des animaux d'espèces différentes, alors que des greffes d'organes sains sont irréalisables. Ce n'est plus une cellule, mais un parasite inclus dans une cellule que l'on inocule. Ce parasite ou ce germe même, si la cellule vient à disparaître, à fondre, pourra infecter des cellules nouvelles d'un nouvel hôte. Il serait capable de donner ainsi une tumeur d'un type nouveau (Mayet, Haaland, etc.). Ceci donne une explication plausible aux expériences de Haaland qui, inoculant avec un même épithélioma, du type d'Ehrlich, des séries de souris, produisit, suivant la race des souris inoculées, tantôt une tumeur secondaire du type Ehrlich, tantôt une tumeur secondaire du type Jensen.

De tout ceci nous conclurons que le cancer est parasitaire. Comment se fait l'inoculation, l'infection cancéreuse? nous l'ignorons ; peut-être par l'eau, peut-être par un hôte intermédiaire !...

Le cancer, comme la syphilis, doit avoir des étapes, nous dirons plus, trois étapes. Les deux premières (l'accident primitif et les accidents secondaires) nous sont inconnues. Nous ne connaissons que la troisième étape, la tumeur, qui correspond à l'accident tertiaire de la syphilis, la gomme. Les anciens la regardaient comme une manifestation tardive de l'herpétisme et de l'arthritisme. En opérant un cancéreux, en enlevant une tumeur, nous nous mettons peut-être dans le cas d'un chirurgien qui enlèverait une gomme, ignorant que son malade est syphilitique, c'est-à-dire a un virus qui imprègne tout son organisme. On enlève l'effet sans supprimer la cause ; de là des récidives ; de là cette idée logique qu'*un jour viendra où l'on rendra à la médecine les opérés d'aujourd'hui*, le jour où l'on aura trouvé un médicament spécifique, *parasiticide du cancer*.

Le cancer, comme la syphilis, est une maladie parasitaire, et les parasites du cancer, eux aussi, doivent évoluer, correspondre aux trois stades soupçonnés du cancer. De là des difficultés, insurmontables actuellement pour nous, pour décrire le cycle évolutif exact de ces parasites. Il est néanmoins évident que le cancer est une maladie infectieuse. A côté des cellules géantes, que Krauss a trouvées dans les épithéliomas des lèvres, du visage, à côté des globules rouges à noyaux, des nombreux leucocytes qui prouvent déjà la nature infectieuse et inflammatoire du cancer (Krauss), il est des cellules que nous a maintes fois montrées M. le professeur Jaboulay dans les cancers et qui ne peuvent pas être des cellules humaines. Elles n'en ont ni la constitution, ni les réactions histochimiques. Ce sont des parasites.

La théorie cellulaire pure recule la difficulté sans l'aplanir. Qui donc excite les cellules vieilles, caduques et prêtes à mourir? Qui donc leur donne subitement une vie nouvelle, les incite à se multiplier à l'infini, sans ordre, sans direction, en une bousculade insensée? sinon un être nouveau, vivificateur, un parasite qui vit de ce désordre et s'élève sur ces ruines? Un jour viendra, qui n'est pas loin, où l'on aura la preuve absolue de ce que nous admettons déjà, que le cancer, comme la syphilis, est une maladie héréditaire, contagieuse, c'est-à-dire inoculable et parasitaire.

III. — COMMENT AGISSENT LA SYPHILIS ET LE CANCER CHEZ UN MÊME INDIVIDU? QUELS SONT LEURS RAPPORTS ENTRE EUX?

Il nous est impossible d'admettre avec Wlaef King que le cancer dérive directement de la syphilis, et est un accident syphilitique. Le cancer inoculé à un individu sain ne donne pas la syphilis, un chancre syphilitique. Les faits cités par King sont dus à des erreurs de diagnostic. Les accidents tertiaires sont contagieux (Horand père, Diday, Finger, Delblanco, Neisser, Landouzy, etc.). Un cancéreux pur n'est pas un syphilitique puisqu'il peut, au cours de son cancer, devenir syphilitique. Nous en avons une preuve expérimentale absolue, et Ozenne a donné un très bel exemple d'accidents secondaires au cours d'un cancer. Nous ne croyons pas que l'on puisse voir un chancre se développer sur un cancer, puisque ce n'est pas un tissu humain; il peut se développer à côté de lui ou sur la zone d'envahissement cancéreux.

La syphilis et le cancer sont deux maladies analogues, mais différentes, qui ont des caractères semblables et peuvent évoluer simultanément chez le même individu.

Les parasites du cancer restent longtemps à l'état saprophyte en notre corps ; chez les syphilitiques, ils forment d'abord avec les tréponèmes une *symbiose harmonique* jusqu'au jour où, grâce aux ulcérations syphilitiques, ils pénétreront profondément et formeront une *symbiose dysharmonique* ou *antibiose*, puisque l'un des associés, celui du cancer, vivra désormais aux dépens de l'autre, celui de la syphilis, et le fera disparaître. Grâce aux *loci minoris resistentiæ*, il se localisera d'abord au niveau des muqueuses ou des téguments malades. Là, il proliférera, enverra dès lors des émissaires sans nombre entre les éléments conjonctifs, puis musculaires, tout en suivant les vaisseaux, incitant à la rébellion, à l'anarchie, tous les milieux qu'ils traverseront. Au fur et à mesure que les sentinelles d'avant-garde infiltreront les tissus environnants, les troupes de cellules cancéreuses, semblables à une armée innombrable et bien disciplinée, se massant peu à peu dans les régions bien défendues, bien ravitaillées par les vaisseaux gorgés de sang autour de la place conquise, vont peu à peu, se multipliant, s'avancer excentriquement en suivant toujours le long des vaisseaux, inondant littéralement le pays conquis par elles et le transformant aussitôt en une colonie inexpugnable. C'est ainsi que l'on voit disparaître d'un organe toutes les formations qui le caractérisent, tous les processus inflammatoires ou syphilitiques, et sur leurs ruines s'élever le vainqueur, qui se nourrit de leurs débris.

III. — **PATHOGÉNIE**

I. **Diverses théories pathogéniques.** — Les uns nient systématiquement toute relation entre la syphilis et le cancer. Les autres regardent le cancer comme dépendant exclusivement de la syphilis, en font un accident parasyphilitique. Un troisième groupe, plus éclectique, admet d'une part que certaines lésions de la syphilis prédisposent, font le lit au cancer, lui servent d'amorce, et d'autre part que le cancer peut survenir chez d'anciens syphilitiques guéris, comme il surviendrait chez un individu sain. Nous admettons cette dernière théorie. Le cancer, chez les syphilitiques, peut germer sur de vieux restes de vérole, sur un terrain sclérosé et épuisé, comme germe la mousse sur des ruines, sur les fissures d'une vieille roche ; comme naissent des champignons sur les fissures d'un vieil arbre ; comme apparaissent des protozoaires sur des débris organiques. Le terrain syphilitique convient au cancer. Les parasites du cancer peuvent s'associer avec ceux de la syphilis, ils peuvent donner une *symbiose*, mais ils ne peuvent donner un être nouveau, un hybride, monstre fantastique, produit de l'union des deux premiers. La doctrine de l'hybridité, telle que la concevait Verneuil, telle que Ozenne l'a représentée, ne peut se défendre actuellement. L'évolution progressive et lente de nos notions scientifiques ne nous permettent plus d'admettre le croisement de ces deux parasites ; on ne peut plus concevoir l'union des deux diathèses pour en enfanter une troisième. Etchevery dit avec raison : « En réalité, il y a simplement superposition des deux néoformations : l'une syphilitique, l'autre épithéliomateuse. »

La réaction des tissus peut être la même vis-à-vis des deux parasites, et on peut se trouver fort embarrassé pour dire ce qui revient au cancer et ce qui revient à la syphilis. Nous admettons ceci, mais sur aucun point des lésions cancéreuses survenant chez des syphilitiques, sur aucune des préparations que nous avons pu étudier, nous n'avons vu ce tissu métis décrit par Ozenne. « Toute maladie parasitaire est spécifique et, en présence d'un autre élément pathologique, elle est victorieuse ou vaincue, mais ne se combine jamais avec lui » (Augagneur). L'herpès tonsurant et le favus ne se combinent pas. Ce dernier détruit l'autre, et reste maître du terrain (Horand père). Les parasites du châtaignier (*Cylindrosporium castanicolum, Mycœlophaga castanea, Phyllosticia maculiformis, Sphœrella maculiformis*) se détruisent successivement. Les prétendues tumeurs hybrides n'existent pas. L'agent pathogène du cancer peut former une symbiose avec le tréponème, mais il vit indépendant et pour lui. Il profite des lésions syphilitiques pour pénétrer dans les tissus profonds, et bientôt après il arrive à étouffer et à faire disparaître les lésions produites par les parasites de la syphilis, tout au moins dans la zone envahie par lui, nous en donnerons une preuve anatomo-pathologique. On voit la sclérose syphilitique disparaître peu à peu à l'approche des bourgeons cancéreux typiques et envahisseurs. Sur certaines coupes, on ne trouve que du cancer. Les germes du cancer peuvent accomplir leur évolution, côte à côte avec ceux de la syphilis, comme ils peuvent vivre à côté du bacille de Koch ou d'autres microorganismes, comme des graines différentes peuvent germer sur le même terrain. Tout se passe comme pour le chancre mixte. « Ils ne se combinent pas ;... semblables aux semences organisées, ils ne perdent jamais leur individualité, ils se rapprochent sans se confondre » (Rollet).

Un syphilitique peut devenir cancéreux, mais il n'est pas voué fatalement au cancer. Nous ne croyons pas à l'absolue nécessité de la fin cancéreuse des syphilitiques. Tous les syphilitiques ne deviennent pas cancéreux, fort heureusement, de même qu'ils n'ont pas tous des accidents tertiaires ou du tabes ; mais ils ont une chance de plus de devenir cancéreux, que des sujets sains. Ozenne disait : « Bien qu'ayant été éprouvé dans sa jeunesse par la syphilis, si l'on ne recèle aucun germe de la maladie héréditaire, on peut, à l'avenir rester exempt de toute manifestation morbide. Mais que le contraire existe, que l'on appartienne à une famille cancéreuse, il y a de nombreuses chances pour qu'un jour ou l'autre la tumeur néoplasique apparaisse, là où la syphilis a sévi le plus longtemps et avec le plus d'intensité, c'est-à-dire dans ces points qui sont devenus des *loci minoris resistentiæ*. »

Les syphilitiques sont des candidats, des prédisposés au cancer, certains y sont fatalement conduits. Ils offrent un terrain assez propice à l'infiltration du cancer et de ses parasites. Les syphilitiques ont, suspendue au-dessus de leur tête, une épée de Damoclès. Un de nos maîtres nous disait un jour, dans une discussion péripatétitienne : « il existe une diathèse hérédo-syphilitique cancéreuse terrible », ce sont des gens voués inévitablement au cancer, dont peu en réchappent. La meilleure preuve que la syphilis prédispose au cancer, c'est que, lorsque le cancer se développe chez un sujet syphilitique, on le voit se porter sur des points que la syphilis a déjà marqués.

Le cancer se localise de préférence, comme les maladies infectieuses (ostéomyélite), sur les organes en hyperactivité (épiphyses des os longs, glandes, etc.) ou sur des points mal défendus (cicatrices...). Le traumatisme localise les microbes du cancer, comme il localise les bacilles de Koch dans l'expérience de Max Schüller, comme il localise les parasites de la syphilis dans les observations citées par Verneuil, Gailleton, etc. Le trauma n'agit qu'en localisant les parasites latents, en changeant leur milieu, en les rendant virulents. A côté des irritations mécaniques du trauma, dont l'influence sur le développement du cancer a été bien mise en relief par Broca, Verneuil, Richard, Billroth, etc., il faut placer les irritations morbides dont la syphilis est une des causes principales. Les localisations de la syphilis appellent les localisations du cancer ; ainsi le cancer de la cavité buccale est plus fré-quent chez les syphilitiques parce que la région est un lieu de prédilection pour les accidents secondaires et tertiaires. Hallopeau fait remar-quer, chose curieuse, que les syphilides des mu-queuses, et de la bouche en particulier, sont sou-vent le point de départ des néoplasies cancé-reuses, alors que rien de pareil ne s'observe pour les syphilides cutanées. Cela tient en partie à la plus grande fréquence des cancers des muqueuses relativement aux cancers cutanés. Les parasites du cancer préfèrent l'humidité des muqueuses ou des viscères, où ils vivent un temps en saprophytes. Ce qu'il faut pour amorcer un cancer, c'est la persistance d'une fissure épithéliale ; la syphilis peut réaliser cette condition, comme le contact d'un vieux chicot, ou le tuyau d'une pipe, comme sur d'autres organes les incessantes érosions d'une cicatrice, le bourgeonnement d'un cautère ou d'un lupus. La cavité buccale est le siège de prédilection de ces épithéliomas post-syphilitiques (Augagneur).

Lorsque les parasites du cancer errant d'aventure rencontrent un terrain syphilitique, ils y prennent racine aussitôt, ils profitent merveilleusement des accidents du terrain, ils infiltrent les sillons et les crevasses que lui ont creusés et préparés les parasites de la syphilis. Ils se développent aux dépens des lésions réactionnelles syphilitiques qu'ils détruiront rapidement.

M. Letulle (1907), qui ne croit pas au parasitisme du cancer, admet néanmoins l'action de la syphilis sur la genèse du cancer. Le tréponème pâle, aidé de ses toxines, a pour principale fonction de bouleverser la contexture générale des tissus et par suite des organes. La syphilis favorise de la sorte l'évolution anarchique des épithéliums et leur vitalité anormale, au sein du tissu conjonctivo-vasculaire, phénomènes qui sont précisément la caractéristique histopathologique du cancer épithélial. Quoi qu'il en soit, la symbiose telle que nous la concevons est bien plus plausible qu'une transformation des

parasites de la syphilis en parasites du cancer ou
qu'un croisement des deux espèces. Les parasites
de la syphilis favorisent ceux du cancer, par
opposition à ceux de l'érysipèle qui les retardent.

De même que la tuberculose peut s'associer
à la syphilis (Ricord, Lebert, Jacquinet, Sergent,
Horand), le cancer peut être associé à la syphilis,
comme le cancer peut s'associer à la tuberculose
[Horand (thèse de Montpellier, 1865), Augagneur, Picot, Collet, Claude (1), Jaboulay, Audry,
Laulié et Binguès]. La syphilis est un facteur
étiologique important dans la localisation du
cancer. L'on peut voir le cancer se localiser sur des
syphilides, comme l'on peut trouver des localisations psoriasiques sur des syphilides (Hallopeau
et Macé). Pour Horand père, la syphilis met en
évolution la dartre, le psoriasis en particulier (2).
Les accidents syphilitiques perdent les caractères
de la spécificité et prennent ceux de l'herpétisme.
Le traitement antisyphilitique est alors impuissant, il faut recourir à la médication antiherpéti-
que pour les faire disparaître. Mais si l'on peut
trouver sur un même sujet «des éruptions syphilitiques et herpétiques simultanées, *ces affections de
nature différente ne se combinent pas entre elles,
de manière à donner naissance à des produits hybrides*; généralement, la syphilis disparaît et
l'éruption dartreuse persiste, tenace et opi-
niâtre » (Horand et Revillet). Il en est de même
du cancer. Parmi toutes les maladies signalées
par Bergmann comme précédant le cancer, en
tête de toutes les maladies amenant des modi-

(1) CLAUDE, Cancer et tuberculose, Paris, 1900, 1 vol. (*Actualités
médicales*).

(2) REVILLET, Thèse de Montpellier, 1880.

fications profondes et nécessaires des tissus, il faut placer en première ligne la syphilis aux accidents récidivants, lieux d'inflammation chronique, lieux de moindre résistance, clapiers où stagnent d'innombrables germes, où pullulent ceux du cancer. De même qu'il est redoutable d'avoir des inclusions fœtales, surtout quand on a des antécédents cancéreux, quand on vit dans un milieu cancéreux, de même un syphilitique aux accidents récidivant et s'éternisant doit trembler à l'idée de cancer. La fréquence des accidents syphilitiques dans les antécédents cancéreux, de la bouche surtout, devait frapper les bons observateurs. C'est un fait remarquable. Si le cancer de la bouche est plus fréquent chez l'homme (1 p. 17), c'est que les hommes sont plus souvent cancéreux que les femmes et ont plus souvent des accidents syphilitiques buccaux. Il en est du cancer comme du tabes. Pour que la graine cancéreuse, semée dans l'organisme, puisse germer, encore faut-il qu'elle rencontre un terrain et des conditions favorables. La syphilis a fait le nécessaire, à elle seule elle ne peut tout faire. Les parasites du cancer restent de toute évidence indispensables à l'éclosion du cancer. Ce n'est d'ailleurs qu'ainsi qu'on peut expliquer que nombre de grands fumeurs syphilitiques, même atteints de glossite et de leucoplasie, échappent au cancer, tandis que d'autres, mille fois moins prédisposés qu'eux, seront voués, peut-être par hérédité, peut-être à cause du milieu où ils ont vécu, à une dégénérescence cancéreuse fatale. Ceux qui ont des parasites du cancer en eux, sans avoir de lésions buccales, feront un cancer de l'estomac, de l'intestin, du foie, des organes génito-urinaires ou d'ailleurs, là où la syphilis aura marqué ses coups. C'est dire que nous admettons la syphilis comme cause d'irritation chronique et en tant qu'agent de localisation des parasites du cancer.

Le cancer survenant chez des jeunes gens est très suspect ; avant vingt-huit ans, il est bien vraisemblablement survenu sur un terrain sclérosé avant l'âge, syphilitique. Ceci est vrai pour le cancer en général, ceci est plus vrai encore pour certaines localisations du cancer (cancer du foie, de l'estomac, du sein). Quant à l'épithélioma de la langue, c'est une « conséquence éloignée de la syphilis » (Gaucher). Le cancer de la langue survient presque toujours chez des syphilitiques (95 p. 100) ; mais on ne peut pas dire pourtant : cancer de la langue parce que syphilis ancienne. Le cancer est capable, hélas, de faire à lui tout seul une lésion linguale, comme sur les autres organes. M. Audry pense que, sur dix épithéliomas de la bouche, il y en a huit sur syphilitiques, un sur tuberculeux, un de cause inconnue. La syphilis se rencontre dans les antécédents des cancéreux de la langue 85 fois sur 100 (Fournier), chez les cancéreux jeunes 9 fois sur 10, chez les cancéreux d'âge moyen une fois sur 10, chez les cancéreux vieux 3 fois sur 100. Cette statistique n'est pas la même pour toutes les villes. A Paris, il y aurait un syphilitique sur 3 habitants (Hallopeau) ; à Lyon, il y aurait un syphilitique sur 30 habitants ; d'ailleurs, sur quoi se baser pour établir un tel recensement?

La syphilis agit en favorisant la sclérose, la sclérose appelant elle-même le cancer. Peut-être agit-elle comme cause cachectisante générale.

Le nombre des syphilitiques va grandissant, hélas ! (on compte 500 000 Français et 4 millions d'Européens syphilitiques)(Audry). Il y en a beaucoup d'atteints, heureusement peu en meurent (5 p. 100 de syphilitiques soignés et 15 p. 100 de non traités) (Audry), mais peu aussi en guérissent complètement. Le nombre des cancéreux semble augmenter proportionnellement, les statistiques en font foi (De Bovis, R. Park). Ce n'est pas uniquement parce que nous savons mieux diagnostiquer le cancer, mais parce qu'il y a de plus en plus des cancéreux.

II. **Influence de la syphilis sur l'évolution du cancer.** — 1° L'âge du cancer n'est pas l'âge où l'on contracte la syphilis, mais il peut arriver qu'un malheureux cancéreux contracte la syphilis, un chancre (Lebert, Ozenne, Horand). Des expérimentateurs ont inoculé à des cancéreux des produits syphilitiques : ces cancéreux sont morts rapidement. La syphilis paraît donner un coup de fouet au cancer.

2° Le cancer peut survenir pendant des accidents syphilitiques secondo-tertiaires ou tertiaires.

La syphilis ne retarde pas beaucoup la marche du cancer, dans ce cas, le terrain sclérosé donne un cancer à forme moins aiguë. Si la syphilis semble lutter un certain temps contre l'envahissement du cancer, elle ne tarde pas à être vaincue par lui, car ce dernier est d'autant plus puissant qu'aucun traitement n'agit sur lui.

3° Le cancer peut succéder indirectement à la syphilis, par exemple par l'intermédiaire de la leucoplasie. L'action de la syphilis, dans ce cas, est presque nulle ; elle a servi de porte d'entrée, d'intermédiaire, mais elle est sans influence sur la marche du cancer.

4° Le cancer peut survenir chez d'anciens syphilitiques guéris depuis longtemps. L'action de la syphilis est dans ce cas nulle ; ce sont des cancéreux purement et simplement. Leur ancienne vérole ne peut rien sur l'évolution de leur cancer.

L'influence de la syphilis sur les différents symptômes du cancer, admise par Verneuil et Ozenne, est très discutée. Lorsqu'un ancien syphilitique cancéreux souffre, il souffre du fait de son cancer, la douleur n'est pas due à la syphilis. Le virus syphilitique n'a pas sur la douleur des cancéreux cette puissance atténuante que voulaient lui attribuer Verneuil et Ozenne. L'iodure n'agit pas toujours sur les douleurs des cancéreux syphilitiques, et lorsque l'iodure agit, agit-il parce que le sujet est syphilitique? L'iodure est capable de faire disparaître la douleur dans certaines lésions non spécifiques, des anévrysmes traumatiques par exemple (Destot) et qui cependant ne sont pas syphilitiques. L'iodure agit contre l'élément infectieux secondaire. Les ganglions chez les cancéreux syphilitiques seraient moins volumineux et ils diminueraient sous l'influence de l'iodure parce que la forme du cancer est plus lente, qu'il s'agit généralement d'une forme sclérosante, tout au moins au début, et dans cette forme, les ganglions sont moins volumineux (Horand père).

III. Influence du cancer sur l'évolution de la syphilis. — L'influence du cancer sur la syphilis héréditaire est inconnue. Sur la syphilis acquise, elle est mieux étudiée.

L'évolution de la syphilis secondaire ne paraît
pas influencée par le cancer.

La syphilis tertiaire le serait plus. Le tréponème profiterait de la cachexie, de la déchéance
de l'organisme pour donner des lésions multiples
et des accidents réputés plus malins. Le cancer
qui survient sur un terrain syphilitique mal soigné, sur une syphilis mal éteinte, peut se développer solitaire en apparence, occuper la place
dans un organisme malade dont il s'est emparé,
ou bien réveiller les manifestations syphilitiques
latentes, qui réapparaissent en divers points,
mais surtout au niveau de la dégénérescence.

Lorsque le cancer survient dans un organisme
atteint par la syphilis en évolution, le cancer
étouffe les lésions syphilitiques qu'il englobe
dans sa masse ; mais jamais nous n'avons vu
chacune des deux maladies perdre ses caractères
propres et en résulter « une hybridité ». Le
cancer ronge peu à peu le terrain syphilitique
et il s'implante en maître.

Le cancer qui survient chez un syphilitique
bien guéri, bien soigné, évolue comme si l'individu n'avait jamais été avarié, était sain. Le
cancer ne saurait réveiller une syphilis morte.

IV. — ANATOMIE PATHOLOGIQUE

Nous rappellerons au début de ce chapitre combien l'interprétation des lésions histologiques est délicate et laborieuse. Tel est du moins l'avis de deux de nos maîtres. « Le cancer est capable, à lui seul, de donner toutes les lésions qu'on trouve dans la syphilis, même les lésions vasculaires » (Jaboulay). « Il faut être très prudent dans la détermination histologique des lésions syphilitiques, le plasmode syphilitique et le plasmode épithéliomateux ne sont pas faciles à distinguer, si même ils sont distincts. D'une manière générale il est sage d'utiliser les données convergentes, étiologie, clinique, influence du traitement » (Audry). Cependant, si l'on n'a pas, histologiquement, des preuves absolues pour distinguer une lésion cancéreuse d'une lésion syphilitique, il est juste de dire qu'on a des preuves d'une grande certitude. Ce sont d'une part les lésions vasculaires, l'endo-périartérite et la périphlébite constantes dans la syphilis, et d'autre part les cellules atypiques, libres, en bourgeons, ou en boyaux épithéliaux du cancer.

Suivant la classification d'Audry, on peut admettre trois cas.

Dans le premier, nous décrirons les lésions rencontrées dans le cancer évoluant sur leuco-plasie syphilitique.

Dans le deuxième, nous verrons évoluer le cancer à côté, ou sur la syphilis tertiaire.

Dans le troisième, nous étudierons, chez de vieux

syphilitiques guéris, le cancer pur, avec ses différentes formes (pour la langue, épithélioma papillaire ou superficiel et épithélioma profond ou interstitiel).

I. **Syphilis, leucoplasie, cancer.** — Cette forme de cancer peut survenir partout où la leucoplasie se développe, mais de préférence sur la muqueuse linguale et vulvaire. Les lésions sont assez difficiles à interpréter. « Il faut, quelquefois, examiner plusieurs préparations microscopiques avant de trouver des globes épidermiques typiques » (Trélat, Leloir). L'épithéliomatose précède de beaucoup la fissuration et la transformation clinique (Audry). Il est facile de voir, sur des préparations, que cette évolution vers l'épithélioma se fait suivant deux types différents. Tantôt les fissures suspectes apparaissent dans les couches profondes, près de la génératrice, tantôt dans les couches supérieures, près de la cornée. On trouve en général, au niveau des plaques blanchâtres, l'épithélium et le chorion muqueux épaissis, les fibres musculaires atrophiées, étouffées par le développement du tissu fibreux. A côté d'une prolifération épithéliale abondante, dépendant de la leucoplasie, à côté des craquelures et des fissures, à côté des cellules atypiques, vasculaires, à inclusions, on remarque des globes épidermiques typiques (Besnier et Doyon), ou de véritables kystes contenant des éléments nécrosés. A côté de globules rouges altérés, à noyaux, de cellules lymphatiques migratrices, de cellules géantes épithéliomateuses (Jaboulay) ou plasmodiales « d'origine épithéliale et non irritative » (Audry), à côté de cellules cancéreuses, on trouve des parasites, des myxosporidies (Ja-

boulay). Les vaisseaux sont étouffés par la sclérose ou atteints d'endo-périartérite caractéristique de la syphilis. Il y a souvent autour d'eux
une infiltration de petites cellules rondes lym-
phocytaires et de spores syphilitiques. Ces
lésions vasculaires n'existent pas dans la leucoplasie banale (Morestin).

II. **Syphilis tertiaire et cancer**. — La
syphilis tertiaire pouvait au début revêtir deux
formes : ou bien la forme scléreuse, fibroïde,
hypertrophiante, ou bien la forme gommeuse,
consistant en une tuméfaction et une induration
du chorion muqueux, du voile du palais, du
rectum, du vagin, de la langue, etc. C'est au
niveau de ces lésions, ou des crevasses, des fissures
de l'ulcération spécifique, que les parasites du
cancer ont filtré, ou ont été apportés par le torrent
sanguin et que le cancer s'est sournoisement
installé à leur faveur.

Sur une coupe : *macroscopiquement*, on voit un
bourgeon blanc, ferme, cancéreux, pénétrer tantôt
une ulcération formée de tissu fibroïde caractéristique, tantôt un ulcère arrondi, à bords nets,
remarquablement creux (Fournier), taillé à pic,
à fond bourbillonneux jaunâtre, encadré « d'une
aréole rouge et dure » (Fournier). Mais il est rare,
très rare de rencontrer des lésions aussi typiques,
hâtons-nous de le dire, car souvent le traitement
mixte a déjà fait son œuvre, avant que la mort
ou le cancer aient fait la leur ou que le chirurgien
se décide à intervenir. Les lésions syphilitiques
n'existent plus, ou presque plus, sur les cancers
qu'on peut examiner et il est difficile de dire
la part que prend à la réaction des tissus la
syphilis ou le cancer.

Microscopiquement, on constate un épithélioma avec deux aspects différents si l'on a fait une *biopsie* avant le traitement spécifique. Dans le premier cas, on note un stroma conjonctif très développé, infiltré de petites cellules rondes, lymphoïdes, avec des coupes circulaires de boyaux épithéliomateux caractéristiques, formés par des îlots de cellules atypiques, vacuolaires, à noyaux fragmentés en karyokinèse, ou avec des inclusions.

On peut trouver également des alvéoles typiques remplies de cellules épithélioïdes, et séparées par des travées très épaisses donnant l'aspect de carcinome. Dans un autre cas nous avons vu, sur une coupe de cancer sur glossite gommeuse, des boyaux épithéliaux en forme de coin s'enfoncer dans un tissu nodulaire de sclérose, infiltré de petites cellules rondes, embryonnaires, la gomme primitive, sa masse centrale dégénérée, avec des spores. Cette dernière disparaissant, fondant, pour ainsi dire, à l'approche du bourgeon cancéreux, qui se nourrit de ses restes. L'endo-périartérite et la périphlébite syphilitiques sont très caractéristiques quand on les constate. Les bourgeons cancéreux semblent glisser le long des vaisseaux sanguins, se guider sur eux comme sur des travées directrices, jusqu'à ce qu'ils finissent par les ulcérer. Si limité que soit le cancer, on trouve constamment à distance des cellules isolées, ou s'infiltrant au loin dans les interstices musculaires, et c'est cette infiltration qui souvent permet d'affirmer le cancer. Sur un cancer de la langue sur glossite scléreuse tertiaire, nous avons trouvé, sur le trajet des nerfs, de la mésoneurite nodulaire de Vanlair, correspondant au système hyalin intravaginal de J. Renaut et non encore décrite.

Les ganglions lymphatiques sont toujours envahis de bonne heure, bien avant qu'on puisse le diagnostiquer cliniquement. Nous n'avons jamais vu autre chose en eux que du cancer, jamais l'hybride, pouvant expliquer les douleurs des cancéreux.

III. **Cancer survenant chez un syphilitique guéri**. — De cette forme nous ne dirons pas grand'chose. Le cancer, ici, évolue seul, nulle part on ne trouve trace de la syphilis éteinte depuis longtemps : ni infiltration lymphocytaire, ni abondance de mononucléaires, ni lésions vasculaires typiques, endo-périartérite et périphlébite, partout le cancer et rien que le cancer. S'il s'agit de la langue, par exemple, on peut trouver les deux formes classiques : l'épithélioma papillaire ou superficiel, et l'épithélioma profond ou interstitiel.

V. — SYMPTOMES

I. **Cancer survenant chez un ancien syphilitique leucoplasique.** — C'est de beaucoup le cas le plus fréquent. Il s'agit généralement d'une leucoplasie linguale. La leucoplasie s'est installée sournoisement, indolente, lentement progressive, n'inquiétant pas de suite le malade. Il s'en est aperçu incidemment. Sur la face supérieure de la langue, son tiers moyen, au voisinage des bords, sur les joues, immédiatement en arrière des commissures labiales étaient des plaques nacrées, miroitantes (Morestin), porcelainées (Fournier), très adhérentes. Ces plaques se sont fissurées, se sont ulcérées, couvertes de saillies, de bosselures, de mamelons (Fournier). Les fissures, siège d'une inflammation chronique, de plus en plus vive, sont devenues des ulcérations, par disparition de la couche cornée. La leucoplasie, qui longtemps n'avait pas paru gêner beaucoup le malade, semble tout à coup se modifier ; on remarque dans le sillon amygdaloglosse (Verneuil et Demarquay) qu'une plaque leucoplasique, de grandeur médiocre, d'apparition récente, s'accidente et devient irrégulière, végétante ; on y voit des saillies verruqueuses ou vésiculeuses, des végétations papillomateuses, séparées par des crevasses donnant l'aspect de la langue de chat, indice de la transformation imminente de la plaque leucoplasique en cancer. Pour Besnier et Doyon, l'épithélioma serait dès lors constitué. On voit naître des bourgeons cancéreux, s'étaler une tumeur d'une dureté ligneuse, qui va s'ulcérer ; ses bords sont saillants, éversés et saignants au moindre contact. Son fond est recouvert d'un enduit grisâtre et sphacélique. Le malade, qui au début éprouvait

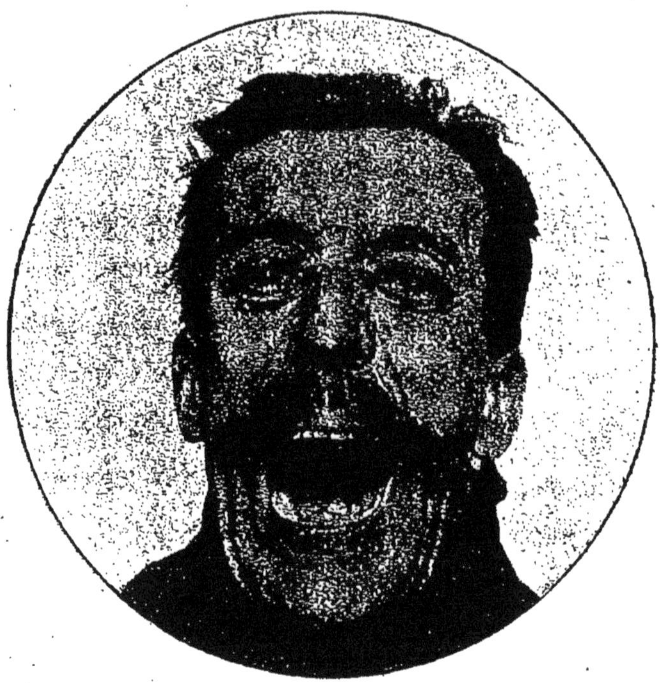

Fig. 9. — Syphilis, leucoplasie, squirre de la langue figée
contre le plancher de la bouche.

simplement des sensations de sécheresse, de brûlure, de cuisson exagérée par les aliments épicés, les boissons chaudes, les vapeurs irritantes, le tabac, a ressenti des douleurs vives, rongeantes, terribles, avec irradiations et otalgie pathognomonique du cancer. La salivation a augmenté, la sanie cancéreuse est apparue, avec elle l'ichor et l'haleine fétides. L'épithélioma, une fois constitué, fait la tache d'huile, il ronge et digère peu à peu les plaques leucoplasiques, il s'attaque à la base de la langue, gagne du côté du plancher de la bouche, envahissant même les maxillaires, ne respectant rien que la ligne médiane, le septum lingual, chose curieuse et qu'on ne peut expliquer autrement que par ce fait brutal, à savoir, que le cancer suit les vaisseaux. Bientôt le cancer vorace reste seul, il n'y a plus rien qui rappelle la leucoplasie ou la syphilis ; pour faire ce diagnostic rétrospectif, il faut examiner attentivement la cavité buccale de son malade, on y trouvera parfois des plaques leucoplasiques jugales qui seules auront échappé au cancer. Tel est le tableau clinique de la transformation épithéliomateuse de la leucoplasie buccale.

Les choses se passent d'une façon tout à fait analogue lorsque le cancer succède à la leucoplasie des joues, du voile du palais, des organes génitaux, etc. Le cancer étouffe peu à peu la leucoplasie et reste seul maître, assez rapidement ; le cancer pouvant revêtir, d'ailleurs, plusieurs formes, végétante ou squirreuse (fig. 9).

II. **Cancer survenant chez un syphilitique non guéri, atteint d'accidents tertiaires.** — Le cancer peut survenir chez des syphilitiques ayant des gommes, des scléroses syphilitiques, ou des lésions mixtes. Il nous faut donc envisager séparément ces différents cas. Nous prendrons la langue comme type de nos tableaux cliniques.

1° *Glossite scléreuse.* — Voici un syphilitique, qui se croyait bien guéri de sa vieille vérole, à laquelle il avait cessé de penser depuis longtemps, lorsqu'il vit apparaître dans la cavité bucco-pharyngienne, en ce lieu si communément frappé par la syphilis tertiaire, une glossite. Cette glossite peut être superficielle, comme elle peut être profonde. Dans le premier cas de glossite corticale, on remarquait une plaque d'un rouge foncé sombre et qui semblait lisse, vernissée, comme si les papilles avaient été rasées, avec une induration parcheminée ou de carton pathognomonique. Dans le second cas de sclérose profonde dermo-parenchymateuse, la lésion occupait la moitié antérieure de la langue. La muqueuse était ulcérée, et dans la profondeur du muscle lingual on sentait un noyau dur, une induration diffuse, d'une part se continuant avec la muqueuse et d'autre part s'enfonçant profondément dans la masse des muscles de la langue. La langue semblait augmentée de volume et très épaissie, on y voyait des sillons séparés par des mamelons et l'on avait en un mot la *langue ficelée, parquetée*, caractéristique de la syphilis tertiaire. Dans un des points où l'altération était le plus prononcée, dans un des sillons, rarement dans le médian principal ou sur une ulcération trophique banale, un noyau dur et de nature différente est apparu, avec ses bords éversés et un bourrelet saillant, signature du cancer. Le cancer peut évoluer un temps à côté de ces lésions, puis il les détruit. Bientôt on ne trouve plus que du cancer.

2° *Glossite gommeuse.* — Il s'agissait d'une induration superficielle ou profonde de la face dorsale de la langue ; à la période de tumeur ou d'infiltration, avaient succédé la période de ramollissement, puis celle d'élimination et de réparation.

Sur les bords de cette gomme ouverte et vidée s'est greffé le cancer. L'aspect est alors des plus typiques. Sur une langue présentant des ulcères arrondis, creux, à bords découpés à pic ou polycycliques, au milieu des tissus infiltrés et rigides, à fond bourbillonneux jaunâtre, jaune d'or ou grisâtre, on voit sur la face dorsale de la langue, à sa partie moyenne généralement, une des ulcérations à bords éversés, rouge violacé, saigner facilement et sécréter un liquide sanieux. Cette ulcération a des dimensions variables ; elle présente rarement la forme ovoïde de la gomme syphilitique, mais elle est allongée, fissurale, profonde, excavée. Les bords sont peu décollés et non taillés à pic ; ils vont en pente douce, gagnant le fond de l'ulcération. Si ces bords sont libres, ils s'éversent non pas en dehors, mais en dedans (Verneuil). Leur consistance est inégale, ici ferme, là ramollie et diffluente. Le fond de cette ulcération est tapissé par un enduit grisâtre ou « jaune nankin », adhérent comme dans la gomme, différent de l'ichor fétide du cancer, moins sanieux. Si l'on presse l'ulcération, on fait en un point sourdre des pseudo petits vers. Cette ulcération d'abord bien circonscrite ne tarde pas à s'étendre. Les petits nodules satellites qui l'entouraient vont se réunir rapidement entre eux et à la tumeur primitive. Le cancer typique est alors constitué ; avec lui les ganglions ont apparu. Les symptômes fonctionnels, d'abord peu marqués, s'exagèrent. La douleur est vive, exacerbée par les frottements de la langue contre les dents, par les mouvements de la mastication, par le contact des acides, des boissons alcooliques. L'élocution devient très pénible ; le malade crachote, éclabousse en parlant, salive abondamment, se plaint d'otalgie violente paroxystique qui trahit à elle seule l'apparition du cancer. L'état général reste bon assez longtemps, malgré les difficultés inouïes de l'alimentation, parce que le cancer s'attaque généralement aux hommes robustes. Néanmoins, bientôt, la langue semble figée contre le plancher de la bouche (fig. 9), elle est tuméfiée en certains points, inapte à ses fonctions ordinaires (mastication, déglutition, phonation). La moindre pression, le moindre contact réveille des crises atrocement douloureuses. Les malades crachotent incessamment, pour chasser au loin les débris épithéliaux qui les infectent. Ils invoquent la mort et réclament sans cesse la morphine.

3° *Glossite scléro-gommeuse.* — Ozenne décrivait trois formes de cancer chez les syphilitiques : cancéro-scléreuse, cancéro-gommeuse, cancéro-scléro-gommeuse. Cette dernière forme n'a rien d'invraisemblable. On voit alors, à côté des gommes et des plaques de glossite scléreuse apparaître des plaques cancéreuses. Quelquefois il s'agit d'abord d'un cancéreux scléreux et ce n'est que secondairement qu'il devient gommeux. *Le cancer a réveillé la syphilis ancienne* et a déterminé l'apparition tardive de gommes dans la zone d'influence du néoplasme, zone infiltrée, qui le circonscrit et forme l'assemblage des trois lésions. Voici le tableau qu'en ont donné Verneuil et Ozenne : Langue considérablement augmentée de volume, tuméfiée ; en un point on trouve une induration assez volumineuse ; sur le dos de la langue on remarque une hypertrophie assez marquée des papilles, avec des excavations dans lesquelles on peut loger un pois. Sur les bords on voit des ulcérations d'un blanc jaunâtre, prêtes à s'ouvrir. La pointe est indurée, offre un aspect vernissé avec exulcérations très superficielles, comme dans la glossite scléreuse tertiaire. Ni hémorragies, ni douleurs lancinantes; salivation considérable ; phonation, déglutition et mastication impossibles. Les ganglions sont engorgés.

III. **Cancer chez un ancien syphilitique.** — Le cancer évolue ici comme chez un sujet indemne de syphilis. S'il s'agit de la langue, on peut trouver les deux formes classiques : épithélioma papillaire, épithélioma interstitiel.

Symptômes fonctionnels du cancer chez les syphilitiques. — Au début, les troubles. fonctionnels ne paraissent pas très marqués. *Lorsque le cancer succède à la leucoplasie,* une sensation de pesanteur, de plénitude buccale, une légère gêne dans l'agilité de la langue, des morsures répétées sont généralement les seuls accidents du début. Aussi le malade ne comprend pas la gravité de la crevasse, de la fissure, de la verrue reposant sur un fond dur, mais non douloureux. Il ne commence à s'inquiéter que du jour où la douleur apporte une entrave sérieuse aux fonctions du langage.

Si le cancer a succédé sans interruption à une sclérose linguale profonde, l'hyperplasie apparaît plus tôt. La tumeur s'ulcère et on note alors un amendement trompeur et passager des symptômes fonctionnels. La mastication, la déglutition et la phonation ne tardent pas à être impossibles, dès que le processus cancéreux l'emporte sur le processus syphilitique.

Un enduit épais, pseudo-membraneux, à odeur horrible, ne tarde pas à enduire tout l'ulcère. Les hémorragies vraies sont rares, il y a plutôt suintement. Les hémorragies tardives sont mortelles. La douleur est ici aussi vive que dans les cancers de la cavité buccale. Elle apparaît avec les ganglions, elle est spontanée ou provoquée, et irradiée dans la sphère nerveuse dont dépend le cancer. Elle peut être intermittente, lancinante, dilacérante, ou térébrante. Chez un syphilitique guéri, le cancer donne les mêmes symptômes fonctionnels que dans le cancer vrai.

VI. — MARCHE, DURÉE, TERMINAISON, COMPLICATIONS

On prétendait que le cancer qui succédait à la syphilis, surtout à la leucoplasie, était plus lent dans sa marche que le cancer pur. Nous avons pu voir qu'il n'en est rien. Le cancer suit sa marche fatale et progressive. Dans quelques cas même il se serait montré d'une excessive malignité. Ceci dépend de la forme sous laquelle il se manifeste. L'âge du malade, le siège de l'affection, les traitements intempestifs du début influent beaucoup. On peut dire que la sclérose étant l'apanage de la syphilis, le cancer, dans un terrain scléreux, évoluera lentement, mais le travail qu'il fournira pour franchir cette faible digue l'irritera. Cliniquement, le cancer semble accumuler de l'énergie qui, bientôt, une fois l'obstacle brisé, se manifestera par un débordement, une marche envahissante plus rapide et plus terrible, tel un torrent qu'une écluse aurait essayé de contenir et qui, l'ayant brisée, ravage tout ce qu'il trouve devant lui.

La durée du cancer chez un syphilitique varie de six mois à deux ans. La terminaison est fatale. La cachexie progressive, les œdèmes, la gêne fonctionnelle (respiration, déglutition, mastication s'il s'agit de la langue), l'insomnie, la généralisation aux organes voisins, les métastases, les hémorragies sont les causes de la mort.

Les complications sont fréquentes : l'engorgement des ganglions, avec les douleurs de compression, les tumeurs secondaires, les adéno-cancers, les ulcérations des vaisseaux de gros calibre (linguale, carotide...), les thromboses, les phlébites, la suppuration des ganglions (Angers). L'infection putride, une broncho-pneumonie, une gangrène pulmonaire viennent enfin délivrer ces malheureux de leur triste existence.

VII. — DIAGNOSTIC DU CANCER CHEZ LES SYPHILITIQUES

Dans la majorité des cas, ce diagnostic est possible. Cependant il est quelquefois très difficile, impossible même au plus habile clinicien de dire ce qui revient à la syphilis et ce qui est du cancer. Les lésions de certaines ulcérations tertiaires simulent à s'y méprendre le cancer. Ceci ne veut pas dire que ce soit un tissu nouveau, « une hybridité » avec des caractères distinctifs, résultat bâtard du cancer uni à la syphilis. L'histologie d'ailleurs apporte une preuve certaine à cette hypothèse, preuve que n'avaient pu fournir ni Ozenne, ni Verneuil. Que le cancer évolue différemment en terrain syphilitique, ceci peut se défendre ; les bords de l'ulcère peuvent être moins irréguliers, moins éversés, moins déchiquetés que dans le cancer pur. Les bourgeons peuvent être moins saillants et saigner moins facilement que normalement, parce que le cancer chez les syphilitiques est plus souvent une forme atrophiante qu'hypertrophiante.

On dépistera la syphilis à la multiplicité des aspects, à l'indolence complète, à la bénignité relative des symptômes, à la marche lente (les fissures caractéristiques de la muqueuse, s'il s'agit de la langue). Quelquefois les stigmates, les anamnestiques, les aveux du malade seront précieux, mais il ne faut jamais compter sur les renseignements des malades : « ils vous seront le plus souvent refusés, les malades restant muets

soit par ignorance, soit par mauvaise volonté »
(D. Mollière). L'induration ligneuse de l'ulcération,
l'apparition du bourrelet périphérique éversé
généralement en dehors, qui est dur, saillant,
de couleur bronzée, grillée, l'apparition des
ganglions, les douleurs (surtout les douleurs
d'oreille, s'il s'agit d'un cancer de la langue),
la cachexie, la teinte jaune-paille, les œdèmes,
tous signes survenant sur, ou à côté d'une
lésion bien différente, syphilitique, permet-
tront de diagnostiquer la dégénérescence
cancéreuse chez un syphilitique. Le diagnostic différentiel avec certaines affections,
telles qu'un kyste, un fibrome, une tumeur
vasculaire, un papillome. un léprome, un ulcère
simple, sera fait aisément. Nous nous arrêterons
au diagnostic quelquefois très difficile avec la
tuberculose sur syphilis, ou le cancer sur tuberculose. Cette association se rencontre non seulement au niveau de la peau [lupus (Horand,
Ashiara, Audry, etc.)], mais encore au niveau des
muqueuses et des viscères. La tuberculose se
trahit par certains caractères. La lésion est
superficielle, généralement, avec fissure linéaire ;
son fond, d'une dureté spéciale, caractéristique,
est généralement rosé, grisâtre, « avec des teintes
jaunâtres », ses bords sont déchiquetés, irréguliers, tantôt à peine saillants, tantôt bour-
souflés, d'un rouge vif, jamais décollés, ni taillés
à pic (Duplay). Tout autour de l'ulcération,
les téguments sont rouges, cyanosés, gonflés
et présentent un véritable semis de petits
points ou de plaques jaunâtres, qui, s'il s'agit
de la langue, sont pathognomoniques (Trélat)
d'une ulcération tuberculeuse. *Dans certains*

cas, le diagnostic de cancer juxta-syphilitique sera impossible cliniquement ; plutôt que de perdre un temps précieux à discuter inutilement sur le malade, il faudra s'en remettre au traitement spécifique ou mixte, qui à lui seul pourra rapidement trancher le diagnostic hésitant. On ne se laissera pas suggestionner par une amélioration passagère du cancer par le mercure, car celle-ci n'est pas durable. Pratiquement, on se souviendra que dans les cas où l'on hésite sur la nature syphilitique d'une lésion, où l'on n'ose se prononcer catégoriquement en faveur de la syphilis ou du cancer, où l'histologie elle-même est incapable de donner une réponse ferme en faveur de la syphilis, il s'agit du cancer. Une biopsie, pratiquée toutes les fois qu'on le pourra, rendra certai nement des services.

VIII. — PRONOSTIC DU CANCER CHEZ LES SYPHILITIQUES

Verneuil avait raison de dire : « Le pronostic est malheureusement celui du néoplasme, et dans ce duo morbide le dernier mot reste toujours au cancer. » Si l'on peut combattre la syphilis, on est encore désarmé contre le cancer. Malgré l'amélioration trompeuse, obtenue par le traitement spécifique, la terminaison est fatale, pour retardée qu'elle soit. La parasyphilis est très grave (Fournier). Nous pensons, avec Verneuil et Ozenne, que la syphilis primaire ou secondaire survenant dans le cours du cancer, accélère la marche de ce dernier. Ozenne dit que la syphilis tertiaire semble retarder d'abord la marche du cancer pour disparaître elle-même, laissant seul le cancer. Yvaren allait trop loin lorsqu'il disait que la diathèse cancéreuse au contact avec le virus vénérien est dépouillée en partie de son incurabilité et devient accessible aux agents qui triomphent de la syphilis. Il se trompait. Nous avons vu des malades, atteints de cancer du plancher de la bouche, inopérables, améliorés il est vrai par des piqûres d'huile grise, mais bientôt leur mal est reparti, a progressé rapidement et a envahi peu à peu les tissus environnants. Pour le cancer de la bouche, le pronostic est d'autant plus grave qu'il s'agit d'une glossite scléreuse, incurable à l'origine.

IX. — TRAITEMENT DE LA SYPHILIS CHEZ LES CANCÉREUX

Dans ce chapitre nous exposerons les moyens propres à prévenir l'apparition du cancer chez les syphilitiques, c'est-à-dire le traitement prophylactique; nous indiquerons ensuite les moyens qui nous ont paru les plus efficaces pour lutter énergiquement contre les lésions syphilitiques chez les cancéreux, de façon à les confier le plus tôt possible au chirurgien. Nous donnerons enfin certains moyens thérapeutiques capables d'apporter quelque soulagement et un peu de consolation aux cancéreux inopérables.

I. **Traitement prophylactique.** — Comme l'a fait remarquer Hallopeau, il faut traiter activement certaines formes de la syphilis, certains accidents, pour éviter l'éclosion du cancer. S'il s'agit d'un syphilitique aux accidents buccaux rebelles, il faudra chercher à éviter « l'apparition de la leucoplasie buccale ; une fois installée, le traitement spécifique n'a plus d'action sur elle ». Il n'en est pas de même du syphilome initial qui l'a provoquée. « Ce dernier doit être traité localement, avec le nitrate acide de mercure ; on fera un attouchement, après avoir insensibilisé l'ulcération avec la stovaïne à 1 p. 20. » Sous son action, on verra le syphilome transformé en une plaie simple, vite guérie. On « pourra être certain que, sur les plaies ainsi traitées, il ne se développera pas de leucoplasie. » Les pastilles de sublimé de un milligramme chaque (15 à 20) sont moins

actives. On pourra y joindre un savon au sali-
cylate de soude pour frictionner les gencives.
Gaucher a préconisé l'eau oxygénée à 12 volumes,
coupée de 2 à 4 parties d'eau, les lavages et les
pulvérisations à l'eau de Saint-Christau, le
chlorate de magnésie en solution à 10 p. 100,
les attouchements au bichromate de potasse,
s'il n'y a pas d'ulcération. S'il y a des fissures,
on cautérisera avec l'acide chromique, le nitrate
acide de mercure ; si elles sont profondes, on
fera des cautérisations superficielles avec le
galvanocautère, avec lequel on cautérisera également les masses bourgeonnantes. Tel sera le
traitement préventif en quelque sorte du cancer.

II. **Traitement d'épreuve, ou traitement
de la syphilis chez les cancéreux.** — Lorsque
la syphilis n'est pas éteinte, que le cancer évolue
à côté d'elle, que l'on affirme la symbiose « cancer
et syphilis », ou bien dans les cas douteux où
l'on a noté la syphilis dans les antécédents du
malade, si l'on hésite, on doit s'adresser au *traitement spécifique*. Dans l'un et l'autre cas, pour
mettre sa conscience à l'abri d'un reproche
possible, il faut faire le traitement d'épreuve.
On doit faire usage du mercure ou de l'iodure
de potassium, suivant la lésion, mais toujours
à dose intensive (Horand père).

Toutefois le traitement spécifique ne doit pas
être donné à l'aveugle; il importe de surveiller
attentivement, ici plus que jamais, l'administration des médicaments. On sait combien l'iodure
est fatal aux cancéreux (Gaucher), surtout de la
langue ; outre l'œdème qu'il provoque chez
eux par la poussée congestive qu'il détermine,
l'œdème donne un coup de fouet au cancer, même

à dose minime (1 gramme par jour). Il leur donne de l'agitation, de la fièvre (Micaïlov). « Il est la cause des douleurs pénétrantes des maxillaires, du gonflement catarrhal des muqueuses, de la diarrhée, du pyrosis » (Jullien). Si Verneuil et Ozenne ont chaleureusement préconisé l'iodure, c'est parce qu'on ne savait pas jadis administrer le mercure, que l'on donnait jusqu'à salivation; voilà pourquoi on l'a *proscrit d'une façon absolue*. Aujourd'hui on aurait plutôt tendance à retourner la proposition d'Ozenne et à dire :« C'est l'iodure qu'il faut proscrire, et c'est le mercure qu'il faut prescrire. » Ce n'est pas le mercure qui est l'ennemi du cancer, mais l'iodure. Le mercure est le traitement de choix; seulement il faut s'en servir avec discernement : c'est la preuve de la puissance de l'arme que l'on emploie (Barthélemy). Fournier a vu, et nous-même aussi, des cancers de la bouche améliorés par le mercure, alors qu'il n'y avait pas de syphilis : c'est bien la preuve que le mercure n'est pas l'ennemi du cancer.

Il ne faut pourtant pas être absolu. Il y a des indications qu'il faut savoir flairer au lit du malade : il y a des cas où le mercure fait merveille, il y a des cas où l'iodure agit en prestidigitateur; il produit ce que Fournier appelle le « coup de théâtre thérapeutique ». Tel ce malade de Lallemand, à qui on donna de l'iodure pour faire quelque chose, car on le considérait comme atteint d'un cancer inopérable, et qui guérit merveilleusement. Le mercure est difficile à manier. Comme le fait remarquer Morestin, il est capable d'amener une stomatite mercurielle terrible, chez ces individus qui ont déjà une

bouche dans un état lamentable, et l'on risque
de leur faire plus de mal que de bien. Il importe
donc de surveiller très attentivement, ici plus
que jamais, l'administration des médicaments.
Il faut savoir agir avec discernement (Horand
père). S'agit-il d'une lésion épithéliale, ce que
l'on observe généralement pour la langue,
c'est au mercure que l'on fera appel pour lever
les doutes. S'agit-il au contraire d'une lésion
fibreuse, comme pour le testicule, le périoste et
les os, c'est à l'iodure de potassium qu'il faut
s'adresser. Küss disait qu'il fallait constamment
« louvoyer entre le mercure et l'iodure de potassium » pour combattre les accidents syphilitiques. Le mercure par ingestion agit trop
lentement pour un traitement d'épreuve ;
aussi le prescrit-on sous forme de frictions
ou d'injections intramusculaires. Les frictions avec l'onguent napolitain, à la dose de
5 à 7 grammes par jour, constituent un
traitement mercuriel intensif. Toutefois on leur
a reproché, peut-être à tort, une incertitude
dans l'absorption et les effets. On semble leur
préférer, aujourd'hui, les injections mercurielles
intramusculaires, soit avec des sels insolubles,
soit avec des sels solubles. Dans certains cas, c'est
aux injections solubles de mercure que l'on
donnera la préférence (Gaucher, Brocq) *si les
reins, la bouche des malades, leurs veines sont
en mauvais état.* La solution aqueuse de biiodure,
à la dose de 1 à 2 centigrammes par injection
quotidienne, est préférée par quelques auteurs,
mais elles sont douloureuses et souvent refusées
par les malades. Dans d'autres cas, c'est aux
injections insolubles, au calomel ou à l'huile

grise, qu'il faudra avoir recours (Barthélemy,
Jullien, Horand père). « C'est une des médications
les plus sûres, les plus puissantes et les plus efficaces qui soient actuellement, contre la syphilis. »
On a guéri ainsi des lésions qui résistaient à tous
les autres procédés, voilà ce que le praticien
doit bien savoir et retenir. « L'action bienfaisante
des injections insolubles se prolonge assez longtemps après la cessation des piqûres » (Barthélemy). Jullien a plaidé vigoureusement la cause
du calomel (1884-1896) administré suivant la
méthode de Scarenzio-Smirnoff. La dose de
calomel employée est de $0^{gr},05$ à $0^{gr},10$ par
injection, une fois par semaine. Seulement le
malade doit rester au repos trente-six à quarante-
huit heures, pour éviter la douleur, le malaise
général, les abcès, etc. L'huile grise est mieux
supportée et les injections bien faites ne donnent
lieu à aucun accident, si toutefois elles sont
moins efficaces que le calomel. Nous donnons la
préférence à l'huile grise, à la dose de $0^{gr},05$ de
mercure à $0^{gr},07$ par injection et par semaine.
Nous conseillons la nouvelle formule donnée
par Queyrat et Lafay :

Mercure purifié..............................	40 gr.
Lanoline anhydre pure et stérilisée......	$13^{gr},50$
Oléonaphtine.............................	$46^{gr},50$

Cette huile nous a paru plus homogène, plus
liquide que l'ancienne émulsion.

Il faut bien savoir que théoriquement
un gramme d'huile correspond à $0^{gr},40$ de mercure métallique, mais qu'un centimètre cube
d'huile correspond à $0^{gr},50$ de mercure. Une
division (ou une goutte) de la seringue de Pravaz

correspond à 0^{gr},025 de mercure ; ce qui fait que 2 gouttes ou deux divisions de la dite seringue font 0^{gr},05 de mercure. *Il est fort malaisé de faire des doses exactes avec cette seringue.* Nous avons fait construire, par les soins de la société coopérative ouvrière, une seringue toute en verre (fig. 10). Son principe est le même que celui de la seringue de Barthélemy. Cette seringue a le grand avantage d'être *inoxydable*, *inaltérable*, *stérilisable*, et *d'un prix très minime.* Elle a 25 divisions ; chaque division correspond à 0^{gr},01 de mercure métallique de l'émulsion huileuse à 40 p. 100. Nous l'avons fait graver sur la seringue elle-même. Cinq divisions feront donc 0^{gr},05 de mercure métallique. Le calibre intérieur du tube étant très fin, on comprend que les écarts du piston sont beaucoup plus considérables et plus appréciables que ceux de la seringue de Pravaz. Nous avons muni cette petite seringue d'un curseur métallique dont l'extrémité inférieure pointue forme l'index. Ce curseur sert d'arrêt et de protecteur pour le piston et surtout il a pour rôle, en glissant sur les divisions de la seringue, d'indiquer avec son index exacte-

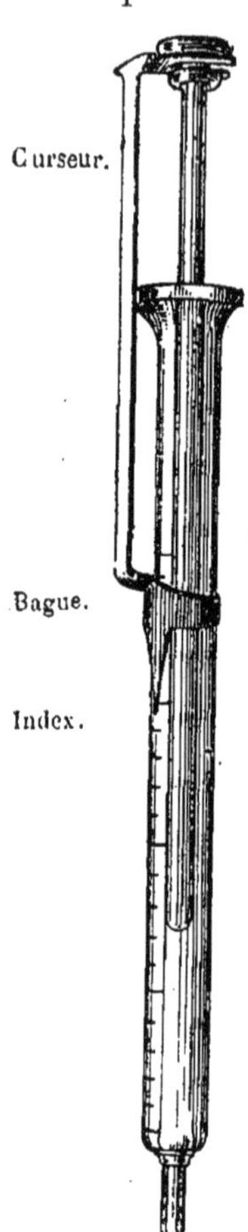

Fig. 10. — Seringue toute en verre munie d'un curseur (Dr René Horand), pour injections d'huile grise à 40 p. 100

ment et automatiquement le nombre des divisions parcourues par le piston à chaque mouvement qu'on lui imprime, et par conséquent le nombre de centigrammes de mercure métallique injectés au malade. Il était donc utile d'en munir la petite seringue. Ceci n'avait pas pu être fait jusqu'à ce jour pour les seringues analogues, qui existaient déjà dans le commerce, seringues qui sont beaucoup plus chères et mal calibrées. La première division de notre seringue est plus grande que les autres divisions, parce que l'on a tenu compte de la capacité de l'aiguille, qui doit avoir 5 centimètres de longueur; si le curseur, en conséquence, dépasse la première division, c'est pour la contenance de l'aiguille. On peut faire l'injection aux points de Barthélemy, de Galliot, de Smirnoff. Fournier conseille le tiers supérieur de la fesse. Lorsque l'on a poussé l'injection, il faut, en retirant l'aiguille, aspirer légèrement pour éviter l'inoculation du mercure dans le derme, inoculation qui paraît être la cause d'abcès ou de nodules très douloureux.

Il est des cas où le mercure et l'iodure admistrés isolément restent sans effets, alors que, sous l'influence d'un traitement mixte iodo-hydrargyré, les lésions ne tardent pas à se modifier. Le sirop de Gibert paraît indiqué dans ces cas. C'est là un fait que l'on ne doit pas ignorer. Fournier, en ce qui concerne la thérapeutique du cancer de la langue, est d'avis qu'on a abusé et qu'on abuse encore du traitement spécifique d'épreuve. Celui-ci s'impose quelquefois, mais bien rarement. Ce traitement ne devra pas être longtemps continué. Il ne faut pas s'attarder à d'inutiles épreuves. C'est pourquoi, lorsque l'on sera sûr, après deux ou trois injections, ou quinze à trente jours au maximum de traitement « pierre de touche » bien dirigé et bien suivi, qu'aucune amélioration ne s'est produite, lorsque tout espoir de guérison par le traitement spécifique se sera évanoui, il faudra hâtivement et chirurgicalement s'attaquer au cancer.

Chez certains syphilitiques anciens et guéris, le cancer peut évoluer comme chez un individu non syphilitique, il se peut qu'il n'existe aucune manifestation actuelle du mal vénérien. Ceux-là sont justiciables de suite de la thérapeutique du cancer.

III. **Traitement chirurgical.** — Le traitement chirurgical sera précoce et radical, surtout s'il s'agit d'un cancer de la langue (Poirier, Morestin, Berger), car une fois installée, la symbiose syphilitico-cancéreuse ne pardonne pas ; sa marche est fatalement progressive. Ce traitement consistera dans l'ablation partielle ou totale, c'est-à-dire radicale, de la tumeur ; on pratiquera une exérèse large, on dépassera nettement l'étendue du mal ; on sait, en effet, combien les cellules cancéreuses diffusent au loin. Les voies lymphatiques, les ganglions bourrés de ces cellules seront enlevés, si possible. Si le cancer est inopérable, si le malade vient trop tard pour qu'une intervention radicale puisse être tentée, on se contentera de faire un traitement local de propreté : on enlèvera la plus grosse partie de la tumeur, on désinfectera la région, on liera les vaisseaux qui saignent.

IV. **Traitement médical.** — Si l'on n'ose

tenter une intervention quelconque, on confiera le malade à la radiothérapie, à la photothérapie, à l'électrothérapie qui semblent retarder l'évolution du mal inexorable. Mais jamais on ne s'adressera aux caustiques. On fera un traitement palliatif, on évitera les hémorragies par du chevelu de Pinghwar Harjambi, de la ferripyrine, des pointes de feu, etc.

S'il s'agit d'un cancer de la langue, on parera à la dyspnée et à l'asphyxie par une trachéotomie ; on combattra la dysphagie par une sonde à demeure, etc.

Contre les douleurs, on emploiera le pyramidon, le chloral, le trional, la cocaïne, la morphine ; on désodorisera la tumeur par les lavages à l'eau oxygénée, à l'hypochlorite de soude. On instituera un traitement médical consolateur ; innombrables sont les médicaments que l'on a préconisés contre le cancer ! On aura recours à la *quinine*, selon la méthode de notre maître M. le professeur Jaboulay, ou aux injections de trypanroth (1). La quinine (bromhydrate et chlorhydrate) peut se donner à l'intérieur, à la dose de 1^{gr},50 à 2 grammes par jour et pendant quinze à vingt jours consécutifs, ou en injections hypodermiques ou intramusculaires d'une solution aqueuse à 50 p. 100, ou en applications locales.

Le trypanroth (Benzopurpur Grubler, Leipzig) sera donné en injections sous-cutanées de 0^{gr},50 dissous dans 40 centimètres cubes de sérum artificiel, isotonique, stérilisé. On fera quatre à cinq injections, puis on attendra la décoloration rouge des téguments pour en refaire une ou deux. On devra toujours donner un traitement

(1) *Lyon méd.*, 1905, p. 181.

général et reconstituant. Le syphilitique cancéreux a doublement besoin d'un traitement réparateur. L'arsenic a été indiqué et recommandé par tous les cliniciens dans le traitement du cancer d'une part; d'autre part, c'est un adjuvant utile dans la syphilis (Devergie, Donovan et Ferrari, Mauriac, Horand père, etc.). Devergie recommandait un sirop mercuriel arsenical ainsi composé :

Solution de Fowler..................	1^{gr},50
Bichlorure de mercure..............	0^{gr},10
Iodure de potassium	10 gr.
Iodure de fer......................	2 gr.
Sirop de sucre.....................	500 gr.

F. S. A. Une cuiller à soupe par jour.

Donovan et Ferrari préconisaient la liqueur à l'iodure d'arsenic. Horand a souvent reconnu les bienfaits de l'association aux pilules de sublimé des injections de cacodylate de soude. Salmon, Boyce, plus récemment, ont préconisé un remède dangereux, l'atoxyl (paramidophénylarsinate de soude). Nous en avons fait des injections à des cancéreux (0^{gr},10 par jour) ; ils ont paru en tirer profit. C'est pourquoi nous concluons : la liqueur de Fowler et le vin de condurango, les injections de cacodylate de soude, l'arrhénal, l'atoxyl, etc., sont indiqués et peuvent être avantageusement associés à la quinine, jusqu'au jour où l'on aura trouvé le spécifique du cancer.

TABLE DES MATIÈRES

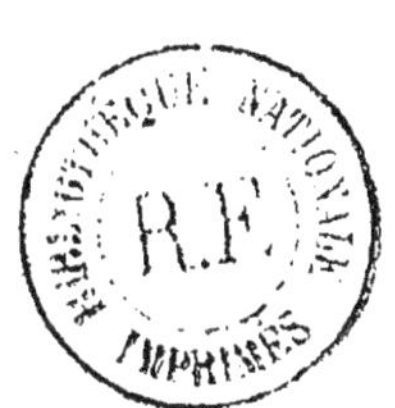

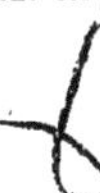

1931-07. — Corbeil. Imprimerie. Éd. Crété.